Improvisation:
Methods and Techniques for Music Therapy Clinicians, Educators, and Students

即兴演奏式音乐治疗方法

[英] 托尼·威格拉姆 (Tony Wigram) ◎ 著

高　天 ◎ 译

中国轻工业出版社

图书在版编目（CIP）数据

即兴演奏式音乐治疗方法／（英）威格拉姆
（Wigram, T.）著；高天译. —北京：中国轻工业出版
社，2012.9（2024.7重印）

ISBN 978-7-5019-8869-3

Ⅰ.①即… Ⅱ.①威… ②高… Ⅲ.①音乐疗法
Ⅳ.①R454.3

中国版本图书馆CIP数据核字（2012）第135145号

责任编辑：孙蔚雯　　　　责任终审：杜文勇
策划编辑：孙蔚雯　　　　责任校对：刘志颖　　　　责任监印：吴维斌

出版发行：中国轻工业出版社（北京鲁谷东街5号，邮编：100040）
印　　刷：三河市鑫金马印装有限公司
经　　销：各地新华书店
版　　次：2024年7月第1版第4次印刷
开　　本：710×1000　　1/16　　印张：16
字　　数：111千字
书　　号：ISBN 978-7-5019-8869-3　　　　定价：32.00元
读者热线：010-65181109
发行电话：010-85119832　　　010-85119912
网　　址：http://www.chlip.com.cn　http://www.wqedu.com
电子信箱：1012305542@qq.com
版权所有　侵权必究
如发现图书残缺请拨打读者热线联系调换
240661Y2C104ZYW

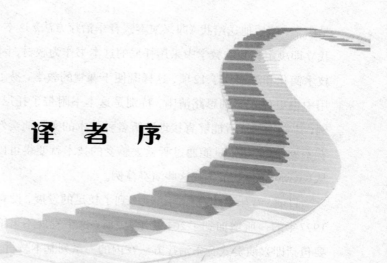

译　者　序

2011年对世界音乐治疗来说是悲伤而沉痛的一年。对世界音乐治疗发展史产生重要影响的三位伟大的音乐治疗专家相继去世，他们是：音乐引导想象（GIM）的创始人海伦·邦尼托尼博士、创造性音乐治疗流派的创始人罗宾斯博士，以及本书的作者托尼·威格拉姆博士。托尼是一位受到世界音乐治疗界高度尊重的著名音乐治疗师和音乐治疗教育家。虽然几年来他与脑瘤坚强地斗争，但最终还是于2011年6月24日在家中平静地离开了我们，年仅57岁。他是在当代世界音乐治疗事业中有着巨大影响的重量级学者，他同时在丹麦的奥尔堡大学、澳大利亚的墨尔本大学、英国的安格利亚·洛斯津大学任教，曾任世界音乐治疗联合会主席和欧洲音乐治疗协会主席。他的一生发表和出版了众多的文章和专著，而本书就是他众多专著中的一本。他的突然去世也是当今世界音乐治疗事业的一个重大损失。

我的导师布鲁夏博士是托尼的好朋友，为本书写了序。他们两人都为即兴演奏式音乐治疗方法的总结归纳和科学系统化做出了重要贡献。当年我在美国天普大学学习的时候，系统地学习了布鲁夏的64项即兴演奏技术和IAP即兴演奏评估方法。回国后，我在中央音乐学院也是按照布鲁夏的体系进行即兴演奏式音乐治疗方法的教学的。但是我本人和学生都感到布鲁夏的64项技术较为复杂，难以记忆，在临床使用时难免有产生困惑的时候。2005年我到美国参加学术年会，参加了托尼为期三天的工作坊培训，得到了托尼本人的亲自教学指导，现在想起来其是庆幸。随后他送给我《即兴演奏式音乐治疗方法》这本书。回到学校的课堂上，我立即决定在我的教学中采用托尼的这本书作为教材，因为他把复杂的即兴演奏技术简化和浓缩到了12项，这样既便于课堂的教学，易于记忆，同时在临床的使用中也更让人感到思路清晰，特别是这本书附带了托尼本人示范的即兴演奏范例，让学生和读者能够直接地聆听各种技术的实际演奏效果，于是即兴演奏这种看不见，摸不着，只能通过听觉去感受的技术就变得可以直接体验了。读者可以从www.wqedu.com下载这些演奏范例。

目前，音乐治疗在中国已经得到了长足的发展，设立音乐治疗专业的大学从1997年的一所增加到了2012年的12所，这个发展不可谓不快。这些学校都急需要包括即兴演奏式音乐治疗方法在内的一系列基本教材。相信这本书的出版也可以在一定程度上解决国内在这方面的燃眉之急。

在托尼·威格拉姆逝世一周年之际，我愿以该书中文版的问世作为对他的纪念，希望托尼的在天之灵能够看到他的著作已经成为中国音乐治疗界不可或缺的教科书之一。我在想象中，看到了托尼在天堂中的笑容。

高　天

中央音乐学院教授

2012年6月于北京

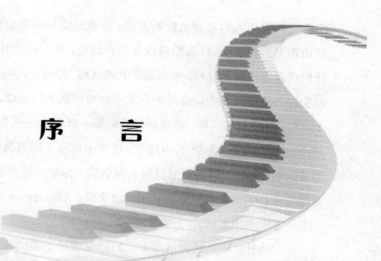

序　言

是该写这本书的时候了，而且最适合来写这本书的人就是托尼·威格拉姆（Tony Wigram）。为什么这么说？让我来解释一下：

即兴演奏的方法被引入音乐治疗中是在大约40年前，是当音乐治疗作为一个行业在美国和英国建立起来不久时发生的事情。在20世纪60年代，保罗·鲁道夫（Paul Nordoff, 一位美国音乐家）与科莱夫·罗宾斯（Clive Robbins, 一位英国的特殊教育学家）开始发展他们针对各种残疾儿童进行工作的方式——鲁道夫进行钢琴即兴演奏，同时罗宾斯对这些儿童进行研究工作。他们的第一部著作——《作为治疗的音乐艺术》（*Art of Music as Therapy*）在1965年出版了。在对不同机构环境中的数百名儿童进行研究之后，他们出版了三本书来解释他们的工作模式：《残疾儿童的音乐治疗》（*Therapy in Music for Handicapped Children*, 1971）、《创造性音乐治疗》（*Creative Music Therapy*, 1977）和《特殊教育中的音乐治疗》（*Music Therapy in Special Educaiton*, 1983）。

同时，英国的朱丽叶·阿尔文（Juliette Alvin）也发展出了她自己针对残疾儿童的工作模式：使用大提琴作为主要的乐器，根据儿童的需要进行"自由的演奏"。她的第一部著作是一本有关音乐治疗的基本教材，出版于1975年，内容包括了音乐治疗的各种临床应用。3年之后，她出版了《孤独症儿童的音乐治疗》（*Music Therapy for the Autistic Child*），介绍了即兴演奏方法的核心内容。

而在伦敦的玛丽·布莱斯特勒（Mary Priestley）则第一个探索出了使用即兴

演奏进行成年人的心理治疗的方法。布莱斯特勒采取心理动力学派的理论取向，使用钢琴、小提琴、打击乐器以及语言讨论，在治疗中让病人根据自己所关心的任何议题进行即兴演奏，用声音来表现情感、事件、人物及关系等方面的特点，从而在即兴演奏过程中以音乐的方式来针对问题进行工作，而治疗师则常常伴随整个过程。与阿尔文一样，布莱斯特勒的第一部著作——《音乐治疗在行动》(*Music Therapy in Action*) 出版于1975年。这本书里除了即兴演奏之外，还涉及很多其他的音乐治疗方法。但是她通过对上百名病人的临床治疗总结出的即兴演奏工作内容则是在1994年《精神分析音乐治疗文集》(*Essays on Analytical Music Therapy*)一书中才发表出来的。

迄今为止，即兴演奏治疗方法的历史经过了尝试和探索（可以被称为第一阶段），开始形成并通过出版物进行交流（可以被称为第二阶段）。因此，初期的即兴演奏音乐治疗的临床治疗策略和方法是在实践的基础上发展起来的，而不是从理论或研究中走来的。但是经过了很长一段时间的临床实际治疗，不同的音乐家们出于不同的临床目的，形成了三种不同风格和不同价值取向的音乐治疗方法。因此，即兴演奏音乐治疗是一种在临床需要、经验和先驱者工作的基础上发展起来的方法。这种音乐治疗形式，究其本质，是建立在此时此地与一个独一无二的个体——有其自己的感知觉、背景和价值观——的相互作用上的。即兴音乐治疗的涉及面非常广阔，特别是在第三个阶段——训练阶段。

回顾每一个具体的流派，我们看到每一个流派的先驱者在培训自己的学生时都有独特的方式。鲁道夫和罗宾斯建立了"创造性音乐治疗培训中心"；阿尔文在音乐治疗的教学中把她的"自由即兴演奏"模式作为一个主要的教学内容；布莱斯特勒则发展出了自己的精神分析音乐治疗培训模式。这样做的理由是显而易见的，但是也隐含了一些很大的教学困难，影响到音乐治疗行业的发展：那些没有经过这些先驱者培训的音乐治疗师如何学习即兴音乐治疗的方法呢？如果能有机会，音乐治疗师应该参加哪一个流派的培训呢？音乐治疗师是否应该在学习了先驱者们所创立的所有流派后才能真正全面理解即兴音乐治疗的真谛？从这些先驱者的历史中可以看出，他们培训的目标是培养专门人才，而不是一般性的培训。而如此下去，这些即兴演奏治疗的流派所共同接受的原则就变得很不确定了。

　　在20世纪80年代，上述三个即兴演奏模式的影响很大，他们的培训项目培养了众多弟子，同时其他一些新模式的先驱者们也在创造自己的流派，所以音乐治疗领域中的即兴演奏思路变得非常丰富。于是如何为音乐治疗专业的学生进行一般性的即兴演奏方法教学就变得复杂而富于挑战性。这时候，出版一些能够把现存的即兴演奏模式整合起来的书籍已经势在必行。我本人在1987年出版了《即兴演奏模式的音乐治疗》（*Inprovisational Models of Music Therapy*）一书，这是第一本对现有的不同即兴演奏治疗模式进行介绍和对比的教科书。从教学的角度来看，这样的教科书对于介绍这些先驱者和治疗师们是如何在临床上使用即兴演奏方法的很有帮助，同时还让我们能够从中概括出来一些一般性原则。

　　但是，依然没有一本书能够告诉治疗师：如何进行音乐即兴演奏，如何在临床治疗中使用音乐的即兴演奏。另外，还需要提到的是，对于应该在即兴演奏治疗中选用什么样的乐器，音乐治疗界也始终缺乏一致的看法。之所以出现这些情况不仅仅是因为这些模式所针对的人群不同，也因为有的模式所针对的是个体治疗，有的则针对的是团体治疗。音乐治疗师的即兴演奏是应该利用钢琴（或其他和声乐器），还是利用治疗师自己擅长的乐器（阿尔文使用大提琴，布莱斯特勒使用小提琴），还是可以使用简单的打击乐器？进一步说，所有使用即兴演奏方法的音乐治疗师是否都应该学习某一种乐器？显然，在前面提到的三个模式中，选择何种乐器更多的是取决于什么乐器是治疗师最熟悉的和已经有过训练的。就临床使用上的潜力而言，各种乐器之间的区别并没有被提及。

　　第一部专门介绍音乐治疗师如何准备在临床上使用即兴演奏技术的著作是《治疗的遗产：保罗·鲁道夫对音乐声调语言的探索》（*Healing Heritage：Paul Nordoff Exploring the Tonal Language of Music*）。根据鲁道夫和罗宾斯在1974年开设的临床即兴演奏课程内容写成的这本书直到1998年才出版。他们的课程以及这本书的内容包括了音乐方面丰富的思想和即兴演奏的原则，但是基本上还是聚焦在为已有熟练的钢琴演奏技术的音乐治疗师介绍如何在临床治疗中使用鲁道夫—罗宾斯模式的钢琴即兴演奏的思路上。此外，在1974年的培训内容中，鲁道夫和罗宾斯还创立了即兴演奏的练习，这些内容都包括在1977年出版的《创造性音乐治疗》（*Creative Music Therapy*）一书中。

很有意思的是，这两本鲁道夫—罗宾斯的著作是当时文献中仅有的有关培训即兴演奏音乐治疗师的著作，它们都出自20世纪70年代，其思想都被托尼·威格拉姆引入了你手中的这本书中。

这本《即兴演奏式音乐治疗方法》是一本具有里程碑意义的书籍。它是第一个摆脱了具体的临床音乐治疗流派的即兴演奏培训著作；它是第一个面对有初级钢琴水平的治疗师的著作；它是第一个涵盖了不同乐器的即兴演奏的著作；它还是第一个整合了个体和团体即兴演奏式音乐治疗的音乐技术和临床技术的著作。

另外这本书还特别附带了66首即兴演奏范例，其中有些示范是即兴演奏练习的作业，而其他的示范则是在书中所谈到的音乐和临床技术的范例。在这些示范中，威格拉姆作为治疗师和即兴演奏者，而他的同事则扮演病人（client）[1]的角色。这些附加的示范对于这本书来说具有无可估量的价值，因为这让我们可以用耳朵听到每一种音乐元素不同的表达可能性，同时让书中所涉及的音乐内容鲜活起来。威格拉姆是一位即兴演奏大师和极好的音乐家，他的示范演奏让我们听到他是如何探索各种音乐状态具有的表达潜力的。

托尼·威格拉姆是本书作者的最佳人选。他是一个天生的钢琴家，同时他的个性又让他成了天生的即兴演奏者。他师从朱丽叶·阿尔文学习音乐治疗，师从作曲家奥福理得·尼曼（Alfred Nieman）学习即兴演奏，而这两位老师都毕业于英国著名的格尔豪音乐学院（Guildhall school），这就使得托尼的音乐治疗训练集中在了即兴演奏的使用方面。另外，很有意义的是，尼曼不仅影响了阿尔文的学生，而且教授和影响了鲁道夫与罗宾斯的学生，甚至包括玛丽·布莱斯特勒。所以托尼对即兴演奏的理解源于尼曼，并深植于为这三位即兴演奏音乐治疗先驱所

1　"client"一词直译为顾客或客人，这是国际上音乐治疗行业的习惯用法，但可能不适合中国人的语言习惯。在医院环境下，"client"可以指病人，但如果在心理治疗机构中则指来访者。考虑到作者在文中所提到的例子更多是指医疗机构中的病人，所以本书统一采用了"病人"作为"client"的译法。读者在阅读过程中也可视具体情况按照"来访者"理解。——译者注

共同拥戴的尼曼的即兴演奏风格中。我们可以说，托尼继承了鲁道夫－罗宾斯、阿尔文和布莱斯特勒三个人的精髓。

托尼同时还是以一位优秀的临床治疗师的资格来写这本书的。他作为即兴演奏治疗师在临床工作了二十多年，他在对许许多多病人的治疗中探索了即兴演奏在评估、治疗和评价方面运用的各种可能性。他还发表了大量的文章，并到世界各地介绍他的即兴演奏治疗模式。

托尼作为一名资深的音乐治疗教师的经历也为他写作这本书提供了深刻的洞察力。他知道问题在哪。这本书不仅仅是一本关于即兴演奏治疗理论的书籍，而且是实实在在地教授读者如何建立自己的即兴演奏技术特点的书籍。我们可以从本书的练习、概念的呈现和组织结构方式中很清楚地看到，托尼从多年反复教授即兴演奏课程的经验和教训中学习到了什么能帮助学生进行即兴演奏、什么不能。

到此为止，我已经指出了两个重点：(1)这本书的写作时机已经成熟；(2)托尼·威格拉姆是写作这本书的最佳人选。对于介绍这本书来说，我现在似乎还剩下一个问题需要讨论：为了了解这本书的意义，读者需要首先了解在治疗过程中即兴演奏的临床意义。

人们抱着各种各样的理由寻求治疗，但是即使不是全部，也至少有一大部分人都面临着一个人类基本的困境——寻找一个更能够被接受的生存方式。由于焦虑或抑郁的困扰而接受治疗的人们所面临的困难是选择一个能够带来更让人满意的生活体验的生存方式；因认知或躯体障碍方面的困扰而接受治疗的人们的问题是，找到一个能让这些障碍存在的同时还能更有效地生活和存在的方式；因经历了创伤而接受治疗的人们所面临的困难则是找到一个能把创伤经历整合到自己生活中去的生存方式，等等。而所谓治疗就是指治疗师帮助病人确定有哪些不同的选择，然后确定一个对病人来说最为有利或满意的存在方式。简而言之，治疗就是关于发现、创造和评价存在方式的过程。

当即兴演奏的时候，我就开始运用我所拥有的所有——乐器、我的身体、我的精力、我的情绪、我的注意力，等等。我开始创造出声音，然后聆听它并做出反应、变化和调整，然后再次做出反应，进行其他的尝试，连续的从声音到声音、从乐句到乐句、从节奏到节奏的运动。一旦开始了演奏，我就好像是在被这个过程所引领着向前走，这一切就好像是生活有其自己发展的轨道一样，二者其实并没有多少区别。在这个时刻来临的时候，我失去了平时的约束，一下子陷入一种让音乐继续进行的渴望中，当下的感受让我忘掉了事先的构思，这种渴望是如此的强烈和紧迫。也就是说，为了让音乐继续，我必须放弃老套的清规戒律。

我在聆听自己的演奏，努力地让我的演奏变得有意义。我想要做什么？这是我真的想表达的吗？我的能力能够做些什么？我回头听听自己已经都做了些什么。我想知道自己能不能通过某种方式来表达出一些内容？我如何能够让我的演奏表达出某种意思，而在我刚才的演奏中都发生了什么？哪些声响是我想继续下去的，哪些声响是我想去掉的？演奏中出现了什么主题？我都表达了什么？我表达了什么样的思想或情感？我在瞬间抓到了什么样的乐思？是的，我所演奏的能够成为一个整体吗？它表达出了什么独特的东西了吗？

我开始重复我的主题，并对它进行加工。我继续演奏那些听起来不错的乐思，那些我喜欢的乐思，而且试图把它再进行某些方面的展开，以便让我的音乐向前发展，变得比较完整或得到解决。无论是偶尔发生的，还是由于我的有意为之而出现的音乐，都是我以自己的能力所做出的结果。和生活一样，我在演奏的时候有很多选择，但是我没有做出其他的选择。我被自己的做法所束缚，也被没有做的和做不到的所限制。然而，正是这些限制让我去寻找和获得任何自由的可能性。我不断地想知道，什么是我的替代性选择？

我持续着这个过程，直到某种结果接近了我的想法。看起来世上的事情都有各自的运动轨道，正如声响也在按照自己的方式流淌着，它是独立的，但是同时也跟随着我的愿望。我的主要想法现在被编织出来了，越来越完整了。我知道如果还想继续，我就需要做些其他的事情，把前面的乐思引向别的地方，引向不一样的方向。我需要做一些不同的事情，但是应该做什么呢？我下一步应该做些什么才可以与前面的音乐具有逻辑性？在现有的限制条件下还有什么自由的选择吗？我还有什么新的东西可做？

我开辟了一个新的方向，感觉挺冒险的。这些做法我过去从来没有尝试过，就是听起来对我也是很新颖的。这个想法的出现可不是我有意而为之，我必须确定我能否控制住我的做法。我不敢肯定有这个能力，于是我手头所演奏的东西开始受到了干扰。我演奏的声响听起来已经处于我的极限了，它对我来说已经是自由和控制的分界线了。我会失败还是成功？我终于找到了一个控制乐思的办法，并马上把它建构起来。我突然意识到，我是有控制能力的，于是一种演奏的渴望油然而生，甚至想更加冒险地将它展开来表达自己。我开始很享受这些了。我对于这种尝试的过程感到更加自在了，这种在我的探索中发现一些自己能够实现的东西的过程真是充满了乐趣。

看起来我在前面打造出的这两个音乐的部分实际上都反映了我这个人的本质，它们听起来就像我在生活中的行为，它们是我以前从来没有被发现和审视的自我的两个部分。它们是在已经形成的自我身份认同上被"敲琢"出来的新的部分。这是"我是谁"与"我能够成为谁"之间的矛盾，以及我想象自己是什么样的人与我努力想要成为什么样的人之间的矛盾。

我停下来，感到自己被震动了。在这几分钟的简单即兴演奏中，我与我人性的状态、我的实质是什么以及我能够是谁的各种可能性迎面相遇。它们是我人生计划的声音——不断地寻找和创造能够替代旧的生活方式的选择，以及我需要怎么做。没有这个计划，我就永远不会去实现自我，我的生活就永远不会向完整的自我发展。即兴演奏是一个不断地创造我的新生活的过程。

如果治疗是为了帮助病人找到一个自己尚未找到的适合自己的选择，那么很显然，治疗师应该是寻找选择的一把好手，无论对自己还是对病人都是如此。因此，教授治疗师如何进行即兴演奏，也就是教授他们如何在生活中找到生存的选择；同样，教授治疗师如何与他人一起即兴演奏，也就是在教授他们去探索与他人相处的选择。所以即兴演奏的最终核心是它的治疗性。

肯尼斯·布鲁夏（Kenneth Bruscia）博士

美国天普大学音乐治疗教授

于美国费城

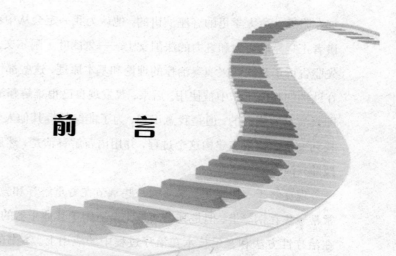

前　言

　　即兴演奏对有些人来说充满了魅力，而对另一些人来说却是可怕的。它可以是世界上最具创造力的，但是同时也是最具有挑战性和最令人有挫折感的。艺术的创造不可避免地与即兴有关，而且在任何社会中，自发的音乐创作都是围绕着文化风格的即兴演奏。在20世纪出现的自由即兴的爵士音乐至今还保持着其中一些最为复杂的音乐表达方式，爵士即兴演奏的技巧令无数爵士音乐爱好者如痴如狂。但是，对很多人来说，它是一种只有少数人能够获得的近乎神奇的技巧。对其他人来说，他们只能到布满黑点儿的谱子上去寻找自己的灵感。

　　本书的目的在于消除上述的神话。音乐的即兴演奏以及参与到社交情景中的能力，从来就是所有人的天赋，绝不是少数人的特权。无论你是在创造一个具有多声部的和声、旋律以及节奏结构的综合体，或者仅仅是用一个勺子在酒瓶上敲击出简单的节奏，这种通过即兴演奏来参与音乐体验的潜质对每一个人来说都是与生俱来的。很多在学校里学习音乐的孩子们都被要求学习如何识谱，学习聆听和欣赏音乐，而这条通向音乐圣殿的大道却恰恰被忽视了。但是，很多音乐治疗师正是选择了它作为基本的工作方式，因为他们相信，我们创造的声音正代表了我们，而音乐的即兴演奏可以给治疗师提供一个与病人建立关系的框架结构。

　　不记得从什么时候开始，我就开始生活和呼吸在即兴演奏之中，这种令人陶醉的体验刺激着我的头脑，让我的心灵得到满足。事实上，我在布里斯托尔大学（Bristol University）的教授正是因为我的这种即兴音乐演奏的能力，建议我去参加在附近一所大学里的客座演讲的，他认为我一定会从中获得一些东西。这个演讲者正是充满活力和魅力的法国女士——朱丽叶·阿尔文。这位伟大的音乐治疗先驱告诉了我们即兴演奏治疗的理论和基本原理，这些都作为特别的技术和工具在欧洲的临床工作中被使用。后来，我发现自己很难解释清楚我是如何发展出了即兴演奏的能力的，但是我意识到，为了能够教授其他人学习即兴演奏，必须要找到一个能够系统建构这个过程，并用语言解释清楚，然后通过体验式学习来教授即兴演奏的方法。

现在终于有了结果。本书的一些章节在着重解释和教授音乐的即兴演奏时，常常聚焦在钢琴上，但是其思路是完全适用于其他乐器的。另一些章节则是聚焦在治疗性方法和音乐技术在治疗过程中的应用上。本书的章节和内容都有其结构、方向和意图。但是这本书不是可以在火车上或者壁炉边阅读的书籍，你必须与音乐、乐器或钢琴在一起。因为当阅读的时候，你需要把从书中得到的想法直接地转化为音乐的体验。本书最初是为参加我所主持的即兴演奏工作坊的学员，以及接受我临床督导工作的治疗师所写的。然而，在临床操作的环境中，即兴演奏的技巧是非常灵活的。音乐是一种活生生的体验，对音乐的热爱是本书的灵魂。本书的思想很宽泛，但是意图在于介绍一种能够让读者有志于即兴音乐演奏的方式。

目 录

即兴演奏范例目录

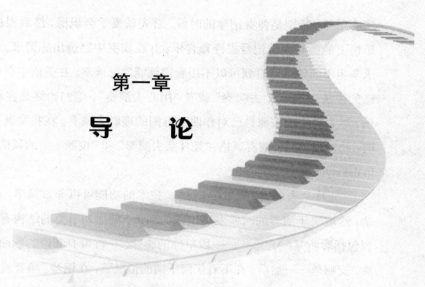

第一章

导　论

第一节　缘由

这本书总结了我多年来针对高级阶段音乐治疗学生的即兴演奏技术的教学经验，也总结了我多年来在面对各类人群的临床工作中发展出来的钢琴和其他乐器的即兴演奏技巧。这不是一本关于即兴演奏理论的著作，这方面的内容已经在很多有关音乐和音乐治疗的书籍、论文中得到了很好的论述（Bonde，Pederson and Wigram，2001；Bruscia，1987；Jarrett，1997；Milano，1984；Nettl，1974；Nordoff and Robbins，1977；Pavlicevic，1995，1997；Pressing，1988；Priestley，1994；Robbins and Robbins，1998；Ruud，1998；Schwartz，1998；Wigram，Pedersen and Bonde，2002）。

在音乐治疗的文献中，有很多有关即兴演奏及其临床使用价值的解释、理论以及争论，而本书则是希望成为一本工具书、一个家教、一个练习指南。本书的文字和演奏范例给予了读者具体的操作性范例，告诉读者如何探索音乐即兴演奏中的潜力和自由，如何发展即兴演奏的技巧，以及如何在治疗干预过程中运用这些自由。进入世界各地的大学、音乐学院的音乐治疗专业的考生都经过了长时间的音乐训练，包括按照传统的节奏、按照乐谱或者按照某种固定的风格去演奏。但是从来没有人鼓励或者系统地教他们如何进行即兴演奏。当孩子们开始学习如何演奏乐器，特别是弹奏钢琴的时候，首先就要学会识谱，然后根据作曲家标注在乐谱上的所有表情记号去诠释音乐，并在演奏中制造出感情来。最后，老师会要求学生不断地练习直到可以不用看谱就能熟练演奏。在英语中有一种听起来挺奇怪的说法："凭耳朵去演奏"或者"用心去演奏"。他们始终是在再创造别人的音乐，尽力忠实地按照自己对作曲家意图的理解去演奏。在我发展自己的音乐技术时，我发现了两种演奏风格："凭耳朵去演奏"和"按照……的风格去演奏（playing in the style of……）"。

"凭耳朵去演奏（或歌唱）"这一技术的功能可以非常简单，但也可以非常复杂，这取决于演奏的时候发展出来的和声、旋律和节奏的结构有多复杂。这个过程包括聆听某些音乐———一段单独的旋律、一首带有和声的歌曲、固定音型的节奏、交响乐———然后，在不看任何乐谱的情况下，在钢琴、嗓音或者其他乐器上尝试如何"复制"这些音乐。这是我从小最喜爱的音乐创作方式，而且后来我意识到，这是学习即兴演奏最好的准备。比起艰难地学习和识谱来说，这种方式具有无限的乐趣。

我很难解释这种技能是如何获得的。例如，在有些关于"天才白痴"的案例中，一些孤独症病人具有令人瞩目的音乐能力，他们仅仅通过听就可以精确地在乐器上"复制"音乐，而不需要去学习阅读乐谱，就像他们不能够阅读文字和数字一样。获得音乐的知识当然会增强这种技能，但是也显然需要相当的练习和磨炼，以及有能力分辨出根据原本的音乐"复制"出的音乐听起来"对不对"和准不准确。发展自己的即兴演奏能力的一个主要方式就是：在家里让自己安静下来，拿起乐器，创作音乐，而不依赖任何乐谱和音符。这种方式最常见于在日常生活中随意哼唱。在每一种文化中，人们都会随心所欲地哼唱着曲调。正是这种方式培育了"音乐的耳朵"并发展出了"聆听—模仿"的能力，而不是"读"音乐的能力。

"按照……风格来演奏音乐"的方式与"凭耳朵去演奏音乐"是两种不同的方式。一个人在某种特定的音乐风格中具有了足够的经验和练习后，就有能力在这种风格中进行即兴演奏。风格模音乐（pastiche）通常是指一种创作的过程，即一个人按照某一个作曲家的风格进行创作。很典型的是在古典音乐的教育中，学生要学习如何按照巴赫的风格来写圣咏和赋格，如何按照莫扎特的风格来写弦乐四重奏。有一些作曲家很热心于不断地写作这种风格的模拟音乐，喜欢创造出一些好听的和容易理解的作品，而不是创造新的风格。在20世纪六七十年代，英国有一个非常有魅力的益智类电视节目，叫作《面对音乐》(*Face the Music*)，这个节目是由无与伦比的约瑟夫·库伯 (Joseph Cooper)[1] 主持的。由三个名人组成的团队通过一些音乐游戏来接受有关古典音乐知识的测验，这些游戏包括"哑巴键盘"——由库伯在一个没有声音的键盘上弹奏，这个团队需要通过观察他的手指动作来猜猜他在弹奏什么乐曲。这时候模仿的音乐在"隐藏的旋律"中展现出来——库伯采用家喻户晓的旋律，但是用不同的作曲家的风格来"伪装"它，有时候会使用四种不同的风格来弹奏同一条旋律。这时候"隐藏的旋律"是模拟风格的，或者是按照某种特定的风格演奏。观看库伯如何巧妙地将《到蒂珀雷里的遥远之路》(*It's a Long Way to Tipperary*)[2] 或《友谊天长地久》等曲子用德彪西、布拉姆斯或巴赫的风格来演奏非常令人着迷。

即兴演奏比"凭耳朵演奏音乐"和"按照……风格演奏"更加自由和灵活。它可以更加简单，也可以更加复杂，究其本质而言，它是原创和具有独特个性的。学习即兴演奏的技能对儿童而言与学习如何识谱和背谱同样具有价值。大多数音乐教育都没有包括即兴演奏，而我要强调的是，学习即兴演奏永远不会太晚。本书的内容是为特别想学习即兴演奏音乐技能的人设计和编写的。我的思路是从最简单的地方开始，然后逐渐发展出与比较复杂的、包括不同音乐元素的技巧和治疗方法相结合的模式。虽然这对于希望发展自己的即兴演奏和即兴创作的音乐家和音乐教育者也是非常有价值的，但是本书的主要焦点是直接面对学习音乐治疗的学生和从事临床工作的人员的，并为他们提供了如何从非常简单的范例开始发展和建立复杂和具有挑战性的即兴演奏技能的方法。

即兴演奏艺术的一个有趣和重要的现象是大卫·施瓦兹 (David Schwartz) 在其东英格利亚大学的硕士论文中提出的。该论文聚焦于有关即兴演奏教学过程的困难 (Schwartz, 1998)。施瓦兹研究了学生学习即兴演奏的过程和教师教授即兴

---

1 英国著名音乐家。——译者注

2 一首非常著名的英文老歌。——译者注

演奏的过程，提出了自己对即兴演奏的观点，以及在一个人获得即兴演奏技能的过程中需要教授者建立的框架结构、环境和氛围。这个论文通过对学生和即兴演奏教师的定性访谈调查，提出了对人们如何体验即兴演奏教学过程的深刻见解。

学习即兴演奏对任何一位音乐家来说都可能是最具有挑战性的工作，即使他认为这是一个令人兴奋的创造性体验。这主要是因为你是自发地创造属于自己的音乐，而且这个即兴演奏音乐创作会引起来自主观和客观的批评，如重复太多、音量太大、太愚蠢、结构不好、旋律不好、声序列不好、太局限、混乱、没有方向等。当任何人坐下来进行即兴演奏，特别是为别人表演的时候，实质上都是根据自己的音乐技巧和音乐资源在自己的创作冲动的基础上进行音乐创作。在20世纪中期，欧洲最著名的音乐治疗先驱朱丽叶·阿尔文（Alvin，1975）曾经说过："音乐是人的创造，这就是为什么我们可以从音乐中看到人。"

但是，在大卫·施瓦兹的眼中，他看到一些人在努力提高自己的即兴演奏能力的时候，内心具有阻抗和不安全感：他们的内心有一个声音在述说对失败的恐惧。

在他们即兴演奏的时候，那个声音通常会说（Schwartz，1998）：

"你在即兴演奏方面不行"；

"你不行，你还不够自由"；

"你找不到自己内心的声音和自我"；

"音量大了会不好听"；

"这是在浪费时间"；

"我得控制自己"；

"这样做太自恋了"；

"好了，足够了"。

本书的目的恰恰是要尽可能给即兴演奏的学习和教学过程带来有乐趣的、满足的、有成就感的、能实现的、积极的、可操作的……体验。本书力图提供初级、中级和高级阶段的音乐技巧和治疗性方法。这些方法和技术既可以用来练习，也可以用在音乐治疗的临床中。我想继续强调的是：即兴演奏既可以被用以纯音乐的目的，也可以被用以治疗的目的，而我本人正是由于对音乐创作的喜爱而进入了音乐治疗领域，并从事有关即兴演奏的教学工作的。

设计

我在每一个章节都是按照这样一个设计结构来建构的：要能够解释、举例说明并提出建议。我要对方法进行解释，并在演奏范例中予以演示，并对它在临床中的使用和发展提出建议。书中的一些谱例可以被视为范例，也可以在临床操作和提升能力的过程中使用。演奏范例可以在练习和发展技能的过程中给你提供一些方向或灵感。即兴演奏能力的发展过程可能会很缓慢，也可能会很快，而在练习的时候使用本书的最好办法是从前到后阅读，但也可以从后向前阅读。这个建议看起来十分奇怪，但重要的是，复习早先学习过的技术，然后将它们整合，并在本书有关高级阶段的章节部分发展出流畅且适应性很强的风格。演奏范例不仅提供了钢琴的演示片段，而且包括了临床病人通常会使用的打击乐（如鼓、钹、非洲鼓）以及有音高的打击乐（如木琴、钢片琴、钟琴）的治疗性方法技术。

第二节　即兴演奏的教学技巧

任何人学习即兴演奏，无论是年轻人还是老年人，无论是有音乐技能的还是无音乐技能的，都会在一开始的时候感到很无助。原因就是，即兴演奏需要一个人在创作音乐的时候将自己置于来自主观和客观的对音乐品质的批评之下。但是，教授即兴演奏的教师显然在一开始就肩负着一个重要的责任——让所有人通过参与即兴演奏的课堂而获得最大程度的收益。

即兴演奏是一种技术和方法的发展

我们现在的起始点就是如何减轻人们在开始学习即兴演奏时的焦虑和无助感。在学习即兴演奏的时候，老师会对你说："开始吧，演奏你的感觉，演奏你内心的音乐……"但是在没有一些能够让你很好地表达自己感受的关键技术、方法和框架的情况下，这种要求简直就是让人气馁和胆怯的。在计划和建构一段即兴演奏的音乐时，我们的左脑通常会先于右脑开始工作，最后它会引导我们更加有效地进行纯粹的、表达性的演奏。对此，目前尚存在一些争论。有些人认为，让没有经过专门训练的音乐家来即兴演奏自己的情感会更容易一些，因为他们不会被一些事先预定好的规则所禁锢，例如遵循某些常见的音乐风格中的音乐"规则"和音乐形式，面对在音乐学习过程中所形成的对音乐的技术性期待等，这些都会大大地限制他们的自发性和创造性。但是我坚信，表达性演奏依赖于能让你不假思索地从指尖流淌出音乐的整体能力和技巧。因此，获得技术和方法不仅很重要，而且它会让一个人相信即兴演奏可以被当作一个方法来学习。

每一个即兴演奏者都有优点和弱点

具体来讲就是，无论我在为一个人还是一组人进行即兴演奏训练，我都需要首先聆听他们的演奏，仔细考虑他们的能力和优点。我不断地尝试强化他们的优势，并把注意力集中在他们感到困难和薄弱的方面。除了他们的学习动机和态度之外，即兴演奏很需要自信心，而学习者即兴演奏的自信心是在不断地练习中慢慢建立起来的。学习者最需要发展的是聆听和欣赏自己即兴演奏的音乐。人们常常很容易对自己的演奏不满意，有过高的野心，太容易受挫，或感到自己无能。对学习即兴演奏的人来说，获得一个好的学习模式，且能欣赏自己演奏的声音并感到满意是最重要的体验。这些体验最终会成为能力发展的基础。

课堂不宜严肃

即兴演奏课堂要求学生当着其他人的面来演奏，我敢保证，这足以引起缺乏经验的学生的焦虑，令其束手无策。其实这是不必要的。课堂应该是有趣并让人受益匪浅的，因为你可以从其他同学那里得到很多灵感和主意。因此老师有责任创造一个健康热烈的气氛，让集体真诚地欣赏彼此的演奏，并真诚地理解和期待彼此的潜力。我坚信，要从努力学习即兴演奏的人身上发展出所有积极的因素，不但应该在他们即兴演奏表演结束之后给予鼓励，还要发展仔细聆听别人演奏的音乐的能力，以便让演奏者体会到被重视和自信的感觉，并对自己所演奏的内容有所觉察。所有这些都需在即兴演奏的课堂里创造一种积极的气氛，否则这个课堂就会失败。

练习的价值

除了极少数人之外，即兴演奏的能力不会是天生的本事，这里没有神话。即使是有些看起来天生就具有这方面能力的人也要经过模仿，除非他有其他的方式来发展他的天赋。我们大部分人都需要努力地练习，建立自己的能力和技巧。在演奏的时候我们会考虑提取很多不同情况下的记忆，把它们整合起来，使我们的即兴演奏变得越来越复杂。所以，即兴演奏的教学过程也需要给学生适当的、他们能够完成的家庭作业（正如你们将在本书中看到的），来发展和保持他们的技能。但是如果一个人在家里独自练习，而所有的想法都是错误的，创造性的思绪不能顺利地流淌，那么这种练习也可能是对心灵和自信心的摧残。人们坐在钢琴前，苦苦思索想找的新东西，努力地想发展出一个主题，努力要想出一个和声模式，以便自己能够在这个模式中进行即兴演奏。如果这一切努力不成功，他们会就此罢手，说："好吧，让我来演奏无调性的音乐，这样我就可以不必再考虑前面那些事情了"。然而他们在尝试无调性音乐时可能更加受挫，于是就开始不考虑任何的结构、方向或有组织的表达，而随心所欲地在钢琴上"飞奔"起来。用对即兴演奏进行录音然后回放的方式可以帮助你分析自己的长处和短处，特别是在进行了一段比较长的即兴演奏之后，在你对演奏过程中发生了什么的记忆很快要消退的情况下，这种方式特别有价值。出于教学的目的，雅马哈电钢琴上的 Disklaver[1] 是一个很有帮助的工具。这是一种古老的自动钢琴的现代版本——是对过去传统钢琴的一种改造，包括加入了计算机系统，以便能够自动将弹奏的音乐记录下来。按下一个按钮，钢琴就会自动准确地播放刚才即兴演奏的音乐，包括音符、踏板的使用以及力度的变换都会准确地再现。这就像看着一个无形的人在演奏一样。

人们在一起练习是一个非常有帮助的方式，我常常鼓励学生这样做，争取让大家每周都能聚在一起练习。特别是在给学生布置需要两个人合作完成的家庭作业时，一起练习将让你的即兴演奏技能取得更加令人满意的进步。

---

1 雅马哈电钢琴上带有的一种能够自动录音和自动演奏的功能。——译者注

把握好鼓励和示范之间的平衡

老师的职责是帮助学生成为一个好的即兴演奏者。教室不是一个向别人炫耀自己如何棒的地方！通过多年的教学，我学会了一个道理：当需要向学生演示我想要他们做什么的时候，最需要考虑的是如何巧妙地鼓励他们用自己的能力来做，而不是简单地给他们示范演奏。我发现，最有效的方式是使用后面将要介绍的技巧来与学生一起即兴演奏，如建构框架、陪伴和支持。通常当与其他人一起即兴演奏的时候，我会通过音乐给他们一些灵感，如果他们细心地聆听，他们就会在我的音乐中感受到我对他们的建议，并在自己的演奏中加以使用。我会提供一些音乐框架，或者去打断一些我不想要的、僵化的演奏模式来发展他们的创造性。这里需要在鼓励和示范之间保持平衡。这里有一个危险地带，因为学生会非常需要老师的认可和支持，但老师的认可和支持必须是非常谨慎、正确和经过判断的。人们需要范例，需要被启发，但是不应该被老师老练而丰富的技巧所压倒，在学习即兴演奏的过程中更是这样。因此，我们应该找到平衡，而且随着学习过程的发展，这个平衡还需要不断调整。

教授即兴演奏是复杂的过程，但也是极为有趣并能令人获得满足的过程。这就像是在激发人们打开自己天赋的宝盒，鼓励他们运用自己的天赋去不断练习，见证他们成长为具有多种技能的、善于表达并具有创造性的音乐人。

第三节 学习钢琴即兴演奏技能

有钢琴训练基础的人

在音乐教育中，孩子们都要学如何识谱，并从记忆和演奏音乐中学习传统的音乐能力。而无论在学校还是私人的器乐教授课程中，通常都是不学习即兴演奏的。但是很多来学习即兴演奏的人都已经具有了一定程度的键盘演奏能力和基础的乐理知识。我们可以把通常的钢琴和键盘演奏者分为如下几种类别。

- 受过传统古典训练的，具有基本的技能，古典音乐风格的：很多人都是在传统的、古典的框架中学习钢琴演奏的，他们学会了如何按照乐谱来演奏音乐，并具有基本的视谱演奏能力。他们可能从来没有发展过通过耳朵来演奏的能力，或者通过记忆来学习演奏一段乐曲。其结果就是他们在面前没有乐谱的情况下进行演奏就会变得手足无措。他们擅长按照乐谱来进行再创造，演奏出动听的音乐，但是他们可能并没有发展出理解和声与变化并自由演奏的能力。

- **具有基本的技能，非古典训练的，节奏式的或爵士风格的：** 与传统的古典训练不同，很多钢琴演奏者来自不同的传统背景。他们通过演奏一些不算太复杂的音乐，逐渐地积累了一些节奏化的基本钢琴技巧——通常，一些歌曲的曲谱上会标识出有和声功能的数字，于是他们就能够据此演奏出基本的歌曲伴奏。这些钢琴演奏者发展出了一种为歌曲伴奏的节奏化音乐演奏风格，通常是左手负责八度音程，右手来和声[1]。

- **熟练的古典传统钢琴演奏者：** 这些钢琴演奏者通常具有非常好的技术和根据乐谱、记忆演奏很多曲目的能力。接受传统钢琴演奏训练的熟练的钢琴演奏者具有即兴演奏的最好基础，因为他们可能都已经在乐谱上探索过各种调性了，具有很多关于和声与和声进行的概念，具有很好的指法技术以及和声技术，通常在键盘上演奏都非常流畅。但是对于这类人来说，他们的不利之处是因为他们习惯了演奏别人创作出来的较为复杂的音乐，而在即兴演奏过程中，当需要创造比较简单的音乐时会不由自主地有过度活跃的表现。他们的高水平能力会使他们在按照乐谱演奏复杂的乐曲时令人非常满意，但是在没有乐谱、需要他们建构自己创造的音乐时可能会没有那么流畅，很难表现出高超的技术。

上述分类可能包括也可能没有包括那些经过乐理、试唱练耳、和声、移调等技术训练的人群。当一些在音乐学院学习并获得了学位的人开始学习即兴演奏的时候，他们可能或多或少已经具有了相当水平的上述能力，甚至包括一定的作曲

---

1 这里指的是通常的流行音乐钢琴手或键盘手的演奏风格。——译者注

能力。但是这些能力通常是在封闭的教学中学来的，而那些能够在自发的即兴演奏中使用的综合能力的发展，却既不是一个具体的目标，也不是最后的音乐教育的目标。因此，有些人能够非常好地演奏钢琴，却不知道如何建立自己的和声和旋律结构。

没有钢琴训练基础的人

我这些年教授过的学生里，有一些人仅具有非常有限的钢琴基础，也有一些人并不以钢琴为他们的第一乐器。很有意思的是，这些没有接受过正规钢琴训练的学生在其创造性和自发的演奏能力方面常常比那些经过长期钢琴技能训练的钢琴演奏者更好一些。有过长期钢琴训练的人常常在如何摆脱那些根深蒂固的风格或模式方面很有困难，而没有接受过正规钢琴训练的人则常常能够用一种较为自由和不同的方式来演奏，如忽视或无视传统的钢琴技巧（如指法）和期待，他们可以用拳头、脚、鼻子去演奏，甚至可以躺在键盘上。他们虽然不能很流畅地在键盘上使用一些典型而传统的技巧，如音阶、琶音、和弦和旋律结构等，但是他们在自由的、无调性的即兴演奏方面却明显地更好一些，甚至在演奏的过程中聆听自己声音的能力也更好一些。他们没有那么多先入为主的关于该如何演奏的固定观念，当然他们更不会把自己演奏音乐的品质与贝多芬的钢琴曲相比较。如果一个训练有素的钢琴演奏者把自己的即兴演奏与自己学过的一首钢琴乐曲做比较，一定会感到非常失败，这对发展自己的即兴演奏能力将毫无益处。

学习即兴演奏的原则

下面是我为那些开始学习创造性的即兴演奏技能的新手设立的一些基本原则：

- 从简单的乐思开始；
- 仔细地聆听自己的音乐；
- 多练习一些具体的技巧和方法；
- 一段时间内只练习一种方法、技巧直到熟练地运用，不要急着与其他技术整合。

总之，我认为对所有学习即兴演奏的人来说，最重要和最关键的因素就是聆听自己的演奏并乐在其中。

除此之外，我们还需要发展出一种能力，就是休止、等待和完全停止。我觉得大卫·施瓦兹把一种演奏描述为"齐步走"[1]是非常恰当的。我特别喜欢他的这个说法，因为它很好地描述了一个创造性的即兴演奏可能陷入某种不断重复的模式。这个说法适用于那些对自己的演奏抱有自信心的钢琴演奏者、非钢琴演奏者以及那些用其他乐器或嗓音进行即兴演奏的人。他们持续地演奏，而不对自己的演奏进行必要的思考。大卫·施瓦兹称之为"齐步走"的演奏是指"学生像行军一样地演奏，全然感觉不到自己的演奏已经严重地与音乐失调"（Schwartz, 1998）。他还谈到了结构性非常强的演奏，例如四拍和八拍的节奏型（西方音乐中非常典型而根深蒂固的节拍特点）以及某些人无论在什么情况下、无论要表现什么都会出现的某些"标准风格"的即兴演奏模式。

我还会用"齐步走"现象来描述有些人在即兴演奏中缺乏方向感而陷入一种"音乐的怪圈"，于是他必须不顾一切地持续演奏，因为停止（或休止）演奏就可能意味着创造过程的失败。我对这种甚至常常发生在一些即兴演奏老手身上的问题和现象有一个解决的办法。本书的后面会介绍一种被称为"转变（transitions）"的技术，它可以让音乐出现变化。

即兴演奏应该是自发的，很少能够在同样的形态中不断重复。所以它不是已经创作出来的音乐，而是一个人创作出来的非常个性化的音乐——正如阿尔文所说的，它代表了一个人的各个方面。说得更清楚一点，"一个人的各个方面"包括了这个人在任何场合中呈现出来的音乐必然包含了过去和现在的各种影响因素。

过去的影响包括：

● 他的音乐文化背景；

● 他所习得的音乐的技能；

● 他的音乐品位和偏好；

● 他学习音乐的方式所带来的影响；

---

1 "齐步走"是指像士兵一样机械地、没有变化地行走。——译者注

● 与他过去的生活以及生活事件的联系。

现在的影响包括：
● 现在流行的音乐和他的兴趣；
● 对他目前产生影响的生活事件；
● 当时的心境和情绪状态；
● 目前形成的人格状态和特点。

所有这些因素和影响综合起来就形成了一个人即兴音乐演奏的音乐特质。传统的欧洲音乐治疗通常要基于即兴演奏的方式，来与病人建立音乐关系并与他们互动。通过这种媒介，治疗师的音乐特质与病人的音乐特质进行互动和反应，这个过程中需要音乐治疗师具有较高和熟练的特殊技术（Wigram，De Backer and Ban Camp，1999；Wigram and Bonde，2001）。

第四节　音乐治疗中的即兴演奏：过程

我总是提醒那些正在接受即兴演奏培训的人们要认识到，即兴演奏的学习是一个过程——它可以很快，也可以很慢，进步的速度也可以在成长的过程中有很大变化。获得一系列简单的音乐技巧以及找到能够影响和丰富音乐品质和风格的音乐元素，是这个过程中的第一步，之后才是将这些技巧融入治疗的方法中。将这些音乐元素融入自己创造出的音乐中，发展出一种对于音乐稳定的和可能的变化的有意识觉察，就是统合和延展即兴演奏技巧的过程。

使用即兴音乐演奏技巧的能力依赖于音乐能力的获得，以及将这些音乐能力整合到治疗方法中。在音乐治疗的文献中，布鲁夏（Bruscia，1987）在他极具创造性的著作《即兴演奏音乐治疗的模式》（*Improvisational Models of Music Therapy*）一书中总结出了在临床治疗中经常会运用到的64项即兴演奏技术。他将这些技术分为共情（empathy）、结构（structuring）、诱发（elicitation）、亲密（intimacy）、程序（procedural）、情绪探索（emotional exploration）、关联（referential）和讨论

(discussion)8类，包括了音乐和语言的技术，这些技术均与治疗的意图有关。我在我的治疗中使用到了其中很多技术，并将其中一部分进行延展和改变，加上了一些新的想法，融合到本书所介绍的方法和教学技巧中。布鲁夏称之为临床技术，其他人称之为音乐或治疗技术、音乐或治疗性技术、模式和流派等。为了保证清晰性和一贯性，我只使用"音乐技术"和"治疗性方法"这两个概念，并在下述含义上使用——

音乐技术：指在音乐元素、风格和模式的范畴中进行描述的演奏或歌唱方法；
治疗性方法：指以治疗为目的的活动和行为的意图、方式或模式。

在初步解释和描述了一系列音乐技术和治疗性方法之后，本书还将进一步涉及更高级的技术，如风格即兴演奏（extemporizing）、框架即兴演奏（frame working）、转变（transitions）和主题即兴演奏（thematic improvisation）。

最后，本书还涉及如何分析具有结构性的、可理解、可分析的以及发展方向的并可以被记谱和被解释的5分钟、10分钟、15分钟即兴演奏的音乐片段。

即兴演奏技术发展的过程和这些技能的应用应该是在认知和创造性之间的平衡，是结构性、组织性与灵活性和灵感的融合。当一个人进行即兴演奏的时候发现某些技巧不灵了，我通常会建议他回到较早的过程阶段并重新开始，要求他对演奏的力度、速度和风格的变化进行考虑。人们在试图创作音乐的时候会不可避免地出现"停滞"现象。他们需要从停滞和僵局中被解放出来，或克服这种局面。这不是一件很简单的事情，除非你按照这个过程来融合各种音乐元素。

第五节 音乐元素——音乐表达的语言

音乐经常被形容为一种语言、一种具有句法和语义的语言。作为一门真正的语言，它必须具有能让人们理解、较为清晰的符号结构。科幻小说和电影，例如《第三类亲密接触》（*Close Encounters of the Third Kind*）使用了一个美好的剧本：外星人通过一开始听起来是一种信号的旋律与人类沟通，并很快将其演变成了一个具有旋律与和声的即兴演奏。音乐旋律的抑扬顿挫和乐句具有很多语音、语言的元素，但我的信念是，即兴演奏音乐的含义基础是创造这个音乐所独有的特征，而治疗师在治疗过程中的共情是不可能达到完全精确的，但是其对病人心境、情绪和态度的反映依然可以是真实的。

技巧是多种多样的，而在发展自己的即兴演奏技术的过程中，平衡各种音乐元素是极其重要的。本书将对这方面的练习和过程给予解释和举例说明，包括音乐的一些核心元素：音高（频率）、速度（节律）、节奏、强度（音量）、长度、旋律与和声等。如何对这些音乐元素的材料进行整合决定了一个人的音乐风格和品质。旋律与和声之间的平衡、节律和乐句的使用、和声模式的结构、和声转换以及和声进行造成色彩变化的影响，都增强了音乐在审美领域的美感，使音乐具有与"原始"的节奏和速度截然不同的音乐元素。即兴演奏者所具有的灵活和变化的能力可以使其使用和整合所有这些音乐元素，并使其成为一段即兴演奏音乐的特点，而各种音乐元素的稳定性和变化性恰恰是在所有即兴演奏的训练中特别要注意的核心部分。在观察学生开始学习即兴演奏的时候，我常常注意到，他们最初的音乐创作通常比较平淡且力度十足，这是因为他们把更多的注意力放在应该演奏什么音符、什么旋律以及什么样的和声结构上。这时候从头到尾的音乐速度通常是保持固定的，所以节拍、力度和音高范围都很少有变化，特别是没有休止、自由速度（rubato）、重音、加速或减速。这种情况很常见，而事实上，在病人的即兴演奏中也经常可以看到这种情况，也许我们大可不必对此感到奇怪。总的来说，在创作音乐的过程中，还要同时把精力放在表达性和音乐的动力性上面毕竟不是一件容易的事情。

但是，音乐创作的可能性就在于充分地融合表达性和音乐动力细微的或戏剧性的变化，以及通过不同的音色让前面反复演奏的音乐模式有所转变，从而形成表达和交流的体验。如果即兴演奏者能够在演奏中放弃或减少使用一些音乐元素的数量，那么结果通常反而是增强了音乐交流的可能性。例如，给一个小组或两个个体一面鼓或铃鼓，让他们演奏节奏、速度、节拍和重音，而没有和声与旋律。"鼓的交谈"常常比起使用较为复杂的乐器，诸如木琴、吉他或钢琴更令人兴奋，更能成为有效的交流媒介。因此，在训练用钢琴进行即兴演奏的时候，我首先给学生的任务就是简单化，减少音乐材料的可能性，以及通过非常有限的音乐工具来帮助一个人探索自己的创造潜力。

第六节 即兴演奏和临床即兴演奏的界定

本书的目的是提供学习和发展即兴演奏技能的思路和范例，但是同时也要让这些技能适用于音乐治疗的临床领域。无论是在个体治疗还是团体治疗中，治疗师在与病人共同的即兴演奏中使用自己所有的技巧、工具、窍门和即兴演奏的技术，以便在治疗的层面上来满足他们的需要，吸引他们参与演奏。在这里，我开始把"临床的即兴演奏"与"纯音乐的即兴演奏"作为不同的概念来论述。在20世纪70年代的英国，关于什么是即兴演奏以及治疗师与病人的即兴演奏在音乐的内容和治疗意图的范畴里可以进行到什么程度有很多的讨论。为了澄清和界定专业中出现的术语，英国音乐治疗师协会成立了一个工作小组来专门界定和系统阐述音乐治疗中日常使用的术语。这个小组首先遇到的重要挑战就是界定什么是即兴演奏，以及大家对它在不同层次上的理解。在第一阶段中，工作小组提供了一个关于以音乐治疗为目的的音乐即兴演奏的比较宽泛的定义。这个定义是——

音乐的即兴演奏：任何具有开始和结束的框架结构的声音或声音的组合。

这个定义使得所有类型的噪音都可以定义为音乐即兴演奏，强烈地支持了英国音乐治疗的先驱和创始人朱丽叶·阿尔文的理论观点。她认为，因为斯特拉文斯基的不谐和及无调性的声音已经成了"新音乐"，那么在自由的即兴演奏中出现这种声音是一个自然的结果。然后我们就可以讨论音乐即兴演奏的定义是如何让这些声音在临床工作中使用的。这个工作小组中的部分人反对包括这个定义在内的一些专业术语的定义。我清楚地记得当时一个关于"在什么情况下我们可以认为病人开始了即兴演奏"的争论。有一个人认为为了区分病人无意中（或者甚至是有意地）制造出来的噪音与我们所描述的音乐性的和临床上的即兴演奏，音乐应该具有某种结构。而另一些人提议，任何在乐器上产生出来的声音都可以作为音乐与其他非音乐的区别。精神分析音乐治疗的创始人玛丽·布莱斯特勒强调，从病人进入音乐治疗室的那一刻开始，他们产生的任何声音都可以被视为有意或无意的音乐创作的形式。她举例说一个病人靠在椅背上，开始用手指敲打椅子的边缘，他发出的声音就可以解释为他提供了清晰的、具有治疗意义的音乐即兴演奏。由此而引申出来的定义就是——

临床的即兴演奏：在为满足病人的需要而建立起来的信任和支持的环境中，运用了音乐的即兴演奏。

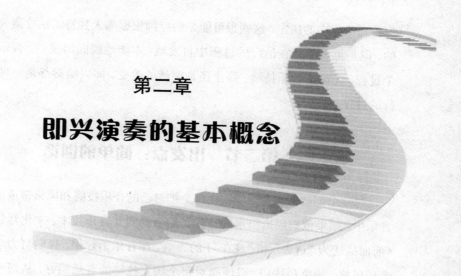

第二章
即兴演奏的基本概念

第一节　音乐技术和治疗的方法

　　任何人，在任何乐器上（也许还可以在椅子上、桌子上、玻璃杯或者自己的膝盖上，甚至是在等待银行开门的时候在银行的大门上）都可以进行令人感到有趣、兴奋、刺激、有创造性且具有审美情趣的音乐即兴演奏。创作音乐是一个音乐过程，需要相关的音乐技能。但是，本书的每一个读者可能都只是想探索自己创作音乐的能力，我们就可以把这个过程称为"音乐技能"或"音乐的即兴演奏"。这里将会提供很多音乐乐思的范例和练习，从很简单的到比较复杂的，以及综合的演奏模式。而在后面有关高级音乐技巧的章节里，我则介绍了即兴演奏的框架模式——既可以作为以纯音乐为目的的演奏方法，也可以作为在临床条件下使用的治疗技术。

　　对于从事音乐治疗的人来说，这些音乐技术更多地与一系列的治疗方法相关联。这里介绍的音乐技术是在各种不同的治疗方法的框架中使用的，而且在各个章节中，我都提供了有关如何发展音乐性思路和治疗性思路的不同范例。当与病人进行工作的时候，治疗师会在治疗的框架中同时使用音乐的技巧和治疗的方法。在有些时候，这还取决于音乐的活动规则和规定（Bruscia, 1987）。如何适当地使用音乐技巧、治疗方法以及音乐规则（无论单独的还是综合的），都取决于治疗师在治疗中的决定。这些很可能是治疗师根据病人独特的治疗需要而事先设定的，但是也可能是在治疗的过程中自发地、本能地瞬间出现的。音乐的产生是一个过程，无论是音乐持续、停止还是突然的改变，即兴演奏都是一种必然持续进行的过程。

第二节　出发点：简单的创造

每一个创造即兴音乐的人在都会把自己的音乐技能和风格带进他所创造出的音乐中，结果他们创造出来的音乐必然会受到其音乐技术、文化背景和音乐偏好（前面描述为"过去"和"现在"）的影响。在音乐治疗中，我们努力学习更广泛的音乐风格、特色和技巧，以便面对每个病人独特的音乐偏好，从而与他们建立一种有效的音乐关系和治疗联盟。于是本书将提供很多有不同风格和特色而在音乐技术上又相对简单的范例，以便让有不同能力和技术水平的音乐家和治疗师都从中获益。

开始学习即兴演奏的时候，通常都基于一个简单的乐思：

当一个简单的乐思经过重复、变化、延伸和扩展，即兴演奏才是最有效、最具有创造性的。

就我而言，这是一个重要的问题。我常能观察到人们在即兴演奏时从一个乐思跑到另一个乐思，频繁地改变音乐以满足自己想象中的理想状态：音乐必须不断地改变和发展。其实，我们在开始阶段的工作中所需要的技巧恰恰是一些非常基本和简单的乐思。下面的方法基于在键盘乐器上的技术，但是同样也适用于其他种类的乐器：

- 一个音符、两个音符、三个音符和四个音符的即兴演奏；
- 在一个和弦上的即兴演奏；
- 一只手的即兴演奏；
- 在钢琴或其他有音高的乐器上的单纯的旋律即兴；
- 简单的节奏对话。

我们在这里提供了一些音乐练习，而不是治疗方法，主要是为了通过有限的音乐材料和风格来建立和发展创造力。但是它们也可以被运用到临床工作中，而且这种运用创造性的、简单化的理念对于治疗师和病人来说都是一个很好的开端。

音乐的技术将包括很多使用某些特定的音乐元素所进行的练习，诸如如何在音乐中建立或失去律动；如何建立节拍和改变节拍，或者完全放弃音乐中的节拍结构；如何发展一种演奏的"吟诵（recitative）"风格，然后进入一种节律；以及如何从自由的即兴演奏中发展出简单的和声伴奏。很多技术都是在临床治疗工作中非常有用和实际的。音乐的技术还包括在前面所说的技术上加上各种音量、速度、音色、节奏、长度和音高。

第三节　活动规则和规定

纯粹为了享受创作音乐的乐趣的即兴演奏其实并不需要任何规则和规定，在一个人独自即兴演奏的时候，或在不需要与其他人的音乐风格保持一致的时候更是这样。但是当一个音乐家小组，特别是爵士风格的音乐家们在一起进行即兴演奏的时候，他们可能已经有了一种想要的音乐框架和风格，会使用大家都熟悉的、自己轻车熟路的各种各样爵士音乐的结构。在音乐治疗的工作中，我们通常是与没有经过训练的并非音乐家的病人一起工作的，这常常需要我们通过一些活动规则和规定来建立一些音乐结构或者可预期性。有些活动规则可以是音乐的，例如：

活动规则——让我们从非常小声开始演奏，当达到非常大声的时候再回到非常小声。

也可以使用有主题的演奏，例如：

让我们想象一个令人感到安全而舒服的地方，演奏这个地方给你的感觉，然后想象我们慢慢地走出了房门，来到一个充满危险与困境的世界。当我们感到在这个困难重重的世界里实在太不安全的时候，让我们再回到那个舒服而美好的地方。

这两个即兴演奏的风格很可能到最后都是非常类似的，但是一个活动规则是纯粹音乐的，而另一个活动规则是主题性的。

在不同情况以及针对不同病人的治疗工作中，活动规则可能会非常不同，同时在同一个病人的不同治疗过程中也非常不一样。在大多数情况下，之所以要建构起演奏规则是为了在纯音乐层面或在即兴音乐的临床运用层面，给当下的即兴演奏体验赋予一定的意义感和方向性。它们可以为病人在面对不安全感和挑战时带来包容、安全和有保障的感觉。所涉及的音乐技术和治疗性方法将在后面四个章节中予以介绍和解释，它们也可以被理解为具有一些活动规则的特点，但是我在第七章中还是要回到那些可以应用在团体或个体治疗中的结构性、半结构性和自由即兴演奏中的活动规则上。

第四节　临床应用：治疗过程

这是基本概念的最后一部分，内容都是针对治疗师的，涉及那些明显影响治疗过程和临床即兴演奏的因素。在临床的治疗工作中使用即兴演奏可以在不同的功能水平上来理解。有很多特定的音乐治疗理论、概念或方法都会使用一些便于记忆的英语简写来代表，而我则使用了一个最常见的词："MUSIC"来表示音乐治疗过程中即兴演奏的功能（见表2.1）。

表2.1　MUSIC——一个过程

M	动机（motivation）	我们为什么要进入这个体验？
U	理解（understanding）	这些体验对我们意味着什么？
S	感受（sensitivity）	我们如何一起来体验？
I	整合（integration）	我们如何联结和整合这些体验？
C	容纳（containment）	我能够把自己的什么投入这些体验？这样做安全吗？

M 代表动机

当一个人想要与他人（或自己）创造出音乐时，他为什么要这么做？动机是什么？我们需要怎么做？病人对此的期待是什么？他愿意在即兴演奏的这种方式中放开自己吗？我们是否需要至少形成一个框架结构，解释一下活动规则以便建立一个共同演奏音乐的基础？

U 代表理解

治疗师的责任是聆听病人的音乐，或分享音乐，以及理解在其音乐中发生的现象的含义是什么，并将它带到病人的临床背景、问题和需要中进行思考。同时，治疗师还要理解病人肢体、语言以及面部表情所表达的情感，通过对病人情感的实在的和直觉的感受进行工作，并对他的音乐和非音乐行为进行分析。

S 代表敏感

当我们聆听病人的音乐或与他们一起演奏的时候，关键的是要对他的风格及其创作音乐的方式、肢体语言的表达、表达性演奏中的音色与特质以及乐句具有足够的敏感度。音乐的形式、外部印象、力度和表达性的特征，都可以被表现为一种交流的形式，还要考虑如何敏锐地对病人的音乐进行反应。这一切都依赖于治疗师的技术和在聆听对方音乐时候的洞察力。对于病人产生声音的意图的敏感度，一方面基于知识，另一方面也基于直觉。

I 代表整合

在这里，"整合"是指治疗师的音乐与病人的音乐建立联结，接受和结合彼此不同的音乐角色，并将彼此的音乐整合成为一个共同分享的音乐体验过程。在这样的音乐中，建立起来的共同的节奏、音乐方向、音乐结构以及灵活性和自由度，都形成了一种音乐框架结构。在这个过程中，治疗师要理解在病人的音乐创作中，他的特定问题、特点、人格是如何展现出来的，并如何生动地影响了双方在音乐合作中的体验。即兴演奏的音乐与治疗过程是不断整合和发展的。

C 代表容纳

治疗师常常需要把自己打开，以面对病人的所有移情和情感投射，并接受和接纳这些情感。治疗师的音乐以及在即兴演奏中使用的治疗方法提供了一个多层面和多空间的容器，让病人可以在这个容器的空间和环境中对自己的情感和需要进行广泛的工作。容纳病人是治疗过程的一部分——也许包括某些很重要和不寻常的体验的出现。

最后，还要说一说关于静默和"结束"。正如前面在定义中所解释的，创作音乐的体验包括了在开始和结束的框架结构中所产生的种种，同时在开始和结束中的静默同样重要，因为它们使音乐片段的内容得以建立。相对地讲，在即兴演奏开始之前并不总会是静默的——在即兴演奏的体验中，自发反应使人变得更加真实。但是，为了努力完成音乐而集中注意力是很关键的，另外由于停顿造成的静默以及静默之后的反应也是整个过程中非常重要的一部分。

第五节　总结

这里涉及的音乐技术、治疗方法以及活动规则将在下一章中得到应用，其中对即兴演奏技巧练习和范例都给予了介绍和举例。我试图将我的这些想法组织到一个从简单到较为复杂的逻辑顺序中，但是我并不想让它成为一个等级结构，而想让它成为一个较早呈现的思路与较晚呈现的思路相互合并的过程。在教学工作中，我写了一个早期方法和技术的"备忘录"，以确保在由浅入深的学习过程中已经学习到的技术不至于被遗忘。下面是一个简明的总结。

第三章：介绍基本的钢琴即兴技术（其中大部分都可以使用在其他乐器上），从简单的练习开始，然后发展为与临床治疗有关的音乐技术。

第四章：界定和介绍一些最基本的治疗方法，如镜像、一致、反映、根基、对话和陪伴等，这些都是以治疗为目标和方向的音乐技术。

第五章：开始探索较为复杂和高级的即兴演奏技术，既可以在一般的音乐演奏中使用，也可以在治疗干预的过程中使用。在这里介绍了即兴演奏中音乐结构的创作和发展。

第六章：介绍了即兴音乐创作的转变技术，呈现和说明了不同形式的转变，并揭示了它们在治疗中的重要性。

第七章：介绍了主题即兴演奏的概念，即把一个具有节奏和旋律特点的短小主题或音乐动机作为一个即兴演奏的基础。在范例中展示了主题即兴演奏的节奏和旋律的形式，并讨论了移情和反移情的问题。

第八章：介绍了一些有关团体即兴演奏的思考，包括使用钢琴与其他乐器，或者单独使用其他乐器。同时详细介绍了其他一些关于"热身"的做法，接着还介绍了即兴演奏的框架结构，以及有利于促进团体即兴演奏的模式。本章对具体的、抽象的以及情绪的主题都予以了介绍。

第九章：本书的最后一章介绍了两个具体的音乐分析模式。这两个模式可以用来在音乐治疗中描述和分析即兴演奏的音乐。这两个模式都比较成熟，用来研究和记录在即兴演奏的音乐创作中出现的材料，以及界定其中音乐性和治疗性的显著特点。

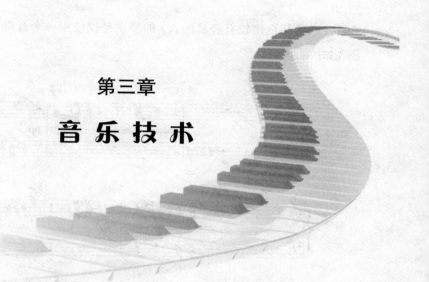

第三章

音 乐 技 术

第一节　基本钢琴即兴演奏技术

本章将要介绍和描述一系列即兴演奏的练习。这些练习都是我用来促进和发展创造性的钢琴即兴演奏能力的，但是这里的思路也适用于其他乐器。这些练习对于学习过钢琴的人、能达到钢琴八级水平并能够弹奏贝多芬奏鸣曲的人，或者完全没有接受过钢琴方面训练的人都同样适用。这些练习都使用谱例加以说明，其中一些范例提供了一些初学阶段的"起步模式（starting pattern）"的例子。你可以在本书附带的演奏范例中找到对这些音乐技术的演示。

为了发展我们的即兴演奏技术，我发现最有效的是聆听自己演奏的音乐。通常，当我们聆听自己即兴演奏的录音时，会发现它与你在实际演奏过程中的印象非常不同。所以把自己演奏的东西录下来，然后聆听，是一个非常好的办法。

一个音符和两个音符的即兴演奏

在开始的时候，我的即兴演奏方式对音乐的材料是没有限制的。但是我注意到了新手在即兴演奏的时候通常犯的一个错误，是误认为在钢琴、吉他、木琴或者其他乐器上使用的音符越多，他们的即兴演奏就会越令人兴奋和越具有创造性。事实上，这样的做法会把演奏引向混乱和过度表现的状态。我对即兴演奏的新手（或者甚至比较有经验的人）的要求是仅使用一个音符进行即兴演奏，如图3.1中的曲谱。

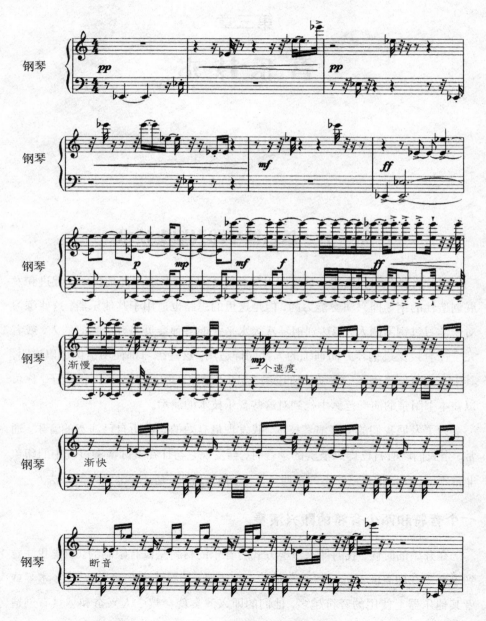

图3.1　一个音符即兴演奏的谱例

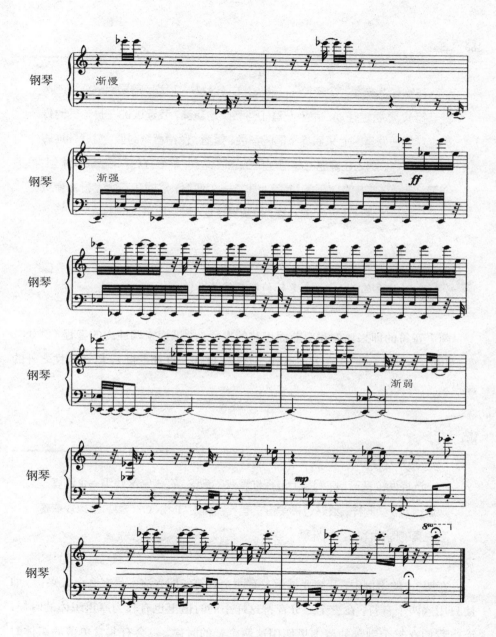

图3.1（续）

练 习

　　在钢琴上选择一个音符——例如 ^{b}E（这是一个比较容易用来练习的黑键音符），然后轻轻地、完全没有任何节律地演奏。我建议你在开始的时候在喜欢的任何音区上来演奏不同的音色、重音、保持音或时值，并仔细地聆听这些声音。例如在键盘上尽可能低的音区弹奏，然后在尽可能高的音区上弹奏。左手在中央C以下的 ^{b}E音上建立一个速度，然后在右手上开始演奏一个与左手的速度相匹配的节奏。在演奏了2分钟之后进入你的结尾。

 演奏范例1：一个音符的即兴演奏

　　两个音符的即兴演奏是对前面思路的发展，尝试探索调性内的音程（例如二度、四度、五度、六度）、较为不谐和的音程（例如二度和七度），以及调性之外的音程。

练 习

　　选择两个音符，在钢琴上选择你喜欢的音区，在该音区使用一个演奏规则进行演奏。同样，最好选择黑键的音符（例如 $^{\#}$F和 $^{\#}$C），因为在以较快速度演奏的时候比较容易准确一些。

　　在图3.2的谱例中，我想要展示只有两个音符的即兴演奏是多么令人兴奋。即使只用这两个音符，在三十二分音符这样小的时值上也有较为厚重织体的时候；而当我们在整个键盘的范围里使用这两个音的时候，也会有非常单薄的织体时候。当伴有暂停（空间）的单薄的音乐织体出现的时候，意味着整个织体更加开放。从乐谱上来看，这段即兴演奏是在常规的2/4节拍的结构之中的，但是实际上

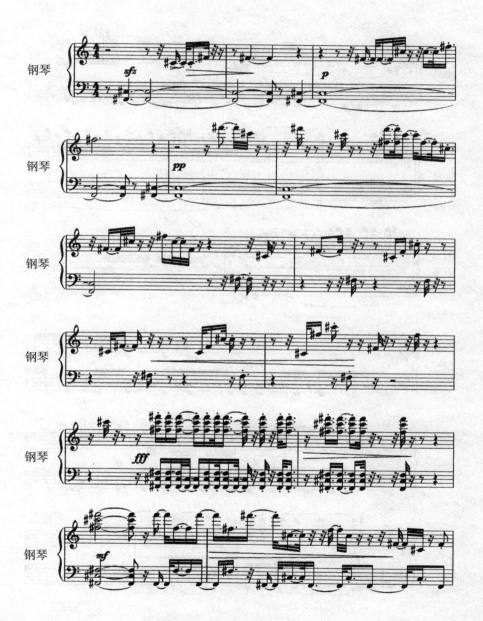

图3.2　两个音符即兴演奏的谱例

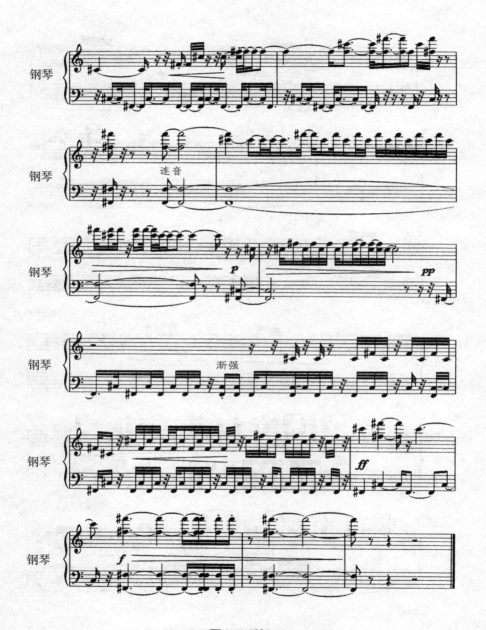

图 3.2（续）

音符之间的连接显示出这是一个没有节律的音乐。

在本书的演奏范例是一个关于如何开始使用四度或五度音程的例子。

演奏范例2：两个音符的即兴演奏

三个音符的即兴演奏

一旦使用的音符多于两个，就会产生较为复杂的和声，也会明显地出现旋律性。尝试多种音符的组合应该是一个好主意。重要的是在开始的时候不要使用主三和弦，无论是在根音位置，还是在第一或第二转位（图3.3）。相反，应该使用能够形成终止式效果或者能够造成不谐和或无调性和声效果的三个音符。同样，这里的演奏规则是在键盘的任何位置演奏，使用很少的材料建立一个有创造性的即兴演奏。

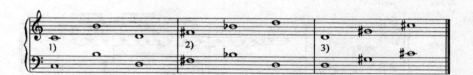

图3.3　不使用主三和弦音符的谱例

在三个音符的即兴演奏中，重要的是记住不要总是同时演奏所有的三个音符，因为这样做的结果通常是造成一个从头到尾的、持续的、不和谐或无调性的效果；同时还要防止使用习惯的和弦，即总是在使用两个音符之后接着使用另外两个不同的音符。在演奏范例3中创造了由属音和主音所造成的明显的终止式效果。

演奏范例 3：三个音符的即兴演奏——终止式效果

在这段由三个音符组成的即兴演奏里，使用 F 和弦（F 和 C）与 G 和弦（与 C 结合）造成了一个从属音到主音的完全终止的效果。在一个时间里仅仅选择使用三个音符中的两个音符便可以建立起一个调性和终止的感觉。在这个例子中还使用了 G/F 的大二度可以在即兴演奏中建立某些不谐和的效果。

图 3.4 的谱例显示了这三个音符组合在一起是如何建立起一种不谐和的效果的（ᵗC、ᵗG 和 D）。实际上当单独演奏两个音符的时候（ᵗG 和 ᵗC），我们得到了一个纯五度，但是当 D 与其中任何一个音符放在一起的时候都是不谐和的。再次重申，记住要同时使用两个和三个音符的组合。

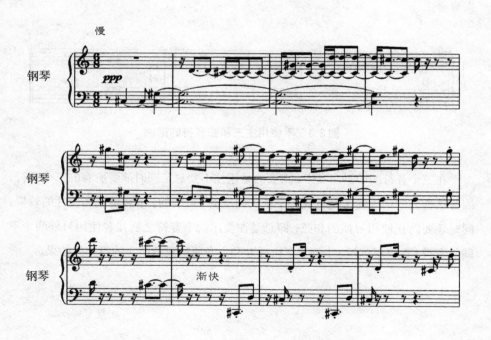

图 3.4　三个音符的即兴演奏（不谐和或无调性）

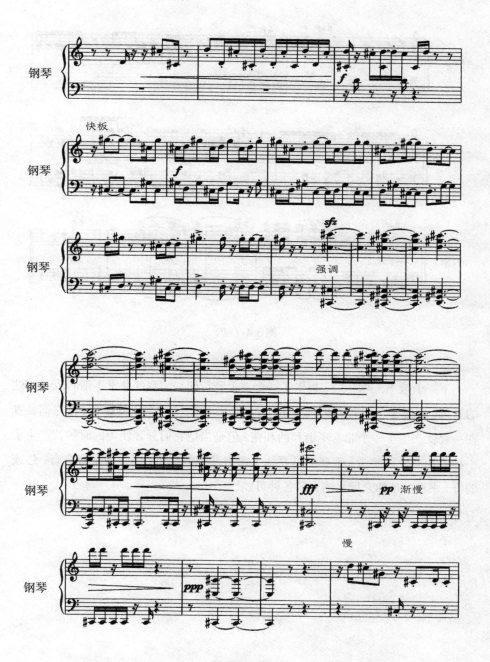

图 3.4（续）

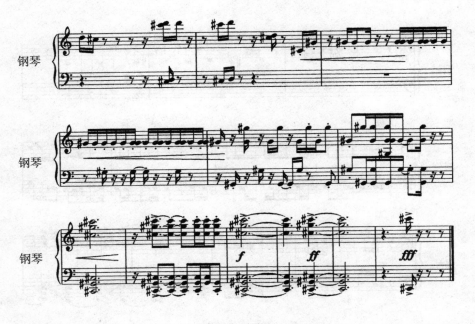

图 3.4（续）

　　下一个范例（见图3.5）提供了一个三个音符即兴演奏的非常不谐和或无调性的效果，使用了一个大二度（E和F）与一个小七度（F和♯D）的结合。把它们叠置在一起就产生了一个非常不谐和的和弦，但是当把它们分开使用的时候就产生了一种更加开放的感觉。重要的是要加上所有其他的音乐元素（断音或连音、强或弱等）来充分地探索即兴演奏的各种可能性。

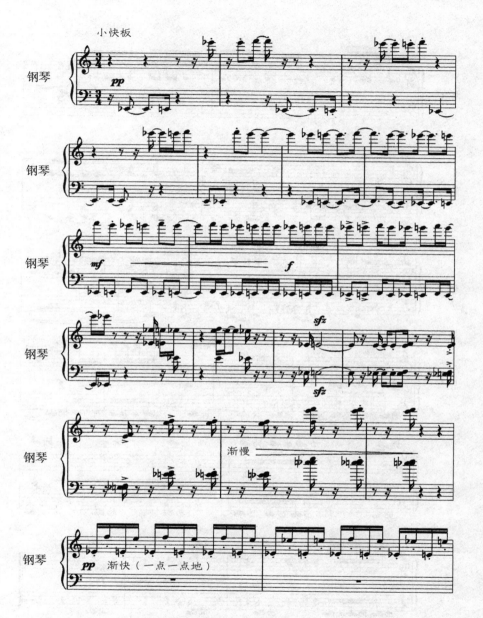

图3.5　三个音符的无调性即兴演奏——E、F、#D

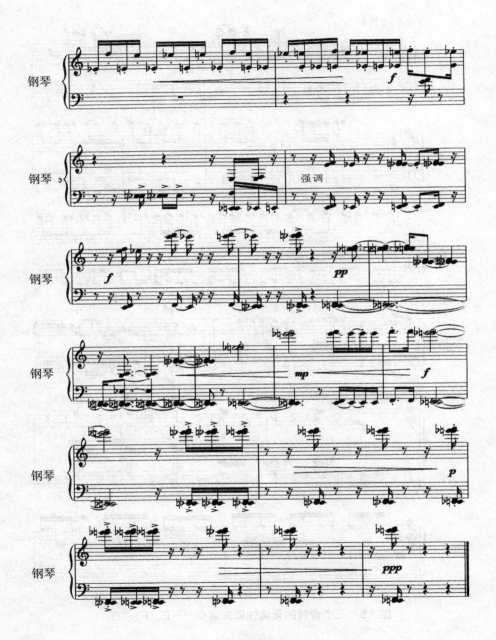

图3.5（续）

第二节　有节律的和无节律的演奏

在介绍谱例中和演奏范例中所涉及的更多音乐技术之前，我想先介绍即兴演奏中一个非常重要的方面——节律和速度的问题。节律在即兴演奏的创作中扮演着非常重要且颇有影响的角色。在开始的时候，节律可以支配整个创造过程或对其造成阻碍。通常，具有"节律倾向"的音乐家或即兴演奏者是很容易吸引人的注意力的。因为他们身体某些部位的动作，特别是点头或脚打拍的动作常常是在强调节律，即他们在节律的"束缚"之中。其结果就是音乐被节律以及节律的速度所控制。有时候音乐的速度总是不变，而即兴演奏者也不会打破音乐的节律。

相反，我们也可能会有与这样一些人共同演奏的体验：他们的演奏风格总是随意的、不配合和犹豫不决的，所以音乐明显缺乏节律，其结果就是他们的音乐缺乏任何稳定感。很多音乐治疗的先驱都认为音乐中的节律与生活中的节律是同一的，那些患有智障、情绪紊乱、某些身体疾病和精神错乱的病人常常会在他们的日常生活中"丢失"节律和速度感，而这些问题也反映在他们的音乐创作中（Alvin，1975）。音乐治疗师在与病人一起即兴演奏的过程中的角色就是：根据对方的特点或需要，或打破或扰乱死板僵化的节律，或在没有节律的时候建立起稳定的节律。不管怎样，即使从纯音乐的角度来看，以一定程度的谨慎态度来讨论保持稳定的节律和速度的价值，并以此作为稳定的节律的"驱动力"，还可以防止即兴演奏者停下来进行思考、休止、转快或转慢，并促使音乐更具灵活性。

在下一个练习中，我建议把"节律—无节律"作为练习的一部分，在即兴音乐创作的一开始就尝试练习进入节律和离开节律。我还建议在下面的音乐技术和治疗方法的练习中尝试不同的节律速度以及完全放弃节律，以发展出音乐动力的灵活性。演奏范例3是一个先有节律后无节律的音乐范例，它使用了图3.5中无调性和不谐和的三个音符来展示速度和节律的灵活性。

演奏范例4：三个音符的即兴演奏——不谐和或无调性，包括有节律和无节律的部分

本章节的后面部分介绍了即兴演奏的和声与旋律，我们将以无节律的"宣叙调"风格为起点。然后第六章会演示如何创造和使用转变的能力，展示放弃和摆脱死板的速度和节律的重要性。

四个音符的即兴演奏

选择钢琴任何音域上的四个音符来进行演奏，这给了你很多的选择余地，并提供了更多和声的可能性和灵活性。使用四个特定的音符，你可以开始建立一个和声的功能系列，将旋律置于和声之上（或之下），音乐风格可以有足够的变化性和动力，可以创造出一个复杂的音乐片段。

练　习

我建议使用由四个不同的音符组成的音列，发展出谐和的以及不谐和、无调性的和声结构。图3.6提供了4个由四个音符所组成的音列供你练习。请轮流使用每一个音列进行即兴演奏。要记住下列要求：

- 确定自己在某些部分仅仅使用其中2个或3个音符；
- 尝试把这四个音符作为和声使用；
- 尝试把这四个音符作为旋律和节奏进行即兴演奏；
- 尝试把这四个音符作为旋律下面的固定低音；
- 尝试使用两个音符作为和声背景（例如把C和G作为持续低音），然后在其上方进行旋律的即兴演奏；
- 确定自己的演奏在有些时候是有节律的，而有些时候是没有节律的。

在每种情况中探索和声的可能性，注意逻辑性的和声进行（例如图3.6中的例

4，是从♭E大调转到C小调——关系大调转到关系小调）和非逻辑性的和声进行（例如图3.6中的1，是从D小调或大调转到♭E小调或大调的）。

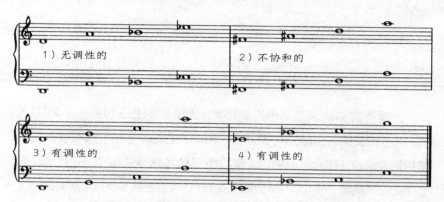

图3.6 四个音符的有调性和无调性的即兴演奏范例

下一个演奏范例演示了一个使用四个音符的有节拍和无节拍的即兴演奏。

 演奏范例5：四个音符的节拍变化的即兴演奏

第三节 和弦的即兴演奏

为了练习如何创造性地进行即兴演奏，在自己喜欢的和弦或调性上进行即兴演奏也是一种使用有限的音乐材料的好方式。不同的调性效果可能会非常不一样，例如人们常常认为A大调具有明亮、愉悦的声音特点，而♭G大调则可以创造出柔和、温柔的效果。因此，作曲家们在他们的作品里使用不同的调性也是基于他们心目中对各种调性不同效果的期待。与贝多芬的♭A大调钢琴协奏曲（作品26）对比，莫扎特的A大调钢琴协奏曲（K488）的色彩格外明亮和华丽。贝多芬在他唯一的歌剧《菲岱里奥》（*Fidelio*）中以非常独特的方式使用调性，从而在音乐中表现出诸如胜利、绝望和自由等各种主题。演奏范例6中演示了一个和弦的即兴演奏例子，并同时展现出一种被我称作"闪烁效果（shimmer effects）"的琶音和声效果。他们还曾经被作为伴奏而使用。这将会在本章第十节中进行讨论。

演奏范例6：[♭]G大调和弦的即兴演奏

练 习

选择不同的调来造成不同的感觉。选择一个主三和弦 ——如[♭]G大调——仅仅使用这些和弦音，而不要使用音阶里的音符进行即兴演奏。可以使用钢琴键盘任何音区上的和弦音：[♭]G、[♭]B、[♭]D。练习创造出有节奏、有节律的即兴演奏，对比无节律的即兴演奏，让自己在钢琴键盘上所有的音区里尽可能多地创造出不同的、具有创造性的风格。这个思路对你在临床治疗中想为病人提供一种伴奏的时候非常有用，具体将会在后面的章节中解释。注意要探索这个和弦的所有位置：根音位置、第一转位和第二转位。

"闪烁效果"

这是指在左右手上弹奏同样的、非常快速摇摆的三度或四度和弦音。用很快且很轻的方式来演奏，创造一种特别的效果。

练 习

尝试使用两个不同的和弦。首先在F大调和弦的第二转位上创造一个"闪烁效果"，然后转换成A大调和弦的第一转位，从钢琴上的最高音区开始，然后向下运动。开始时要先花一点时间来做这个练习，以避免手部发生痉挛。保持手腕和手指的放松可以防止手部过度紧张而造成的痉挛。这个练习在图3.7前四小节的音符中可以看到。当转到A大调第一转位和弦的时候，使用同样的手指，仅仅在两个手上转换两个音符就可以轻松地做出摇摆效果的指法转换了。以同样的思路，从5小节到9小节做出进一步的和声练习。

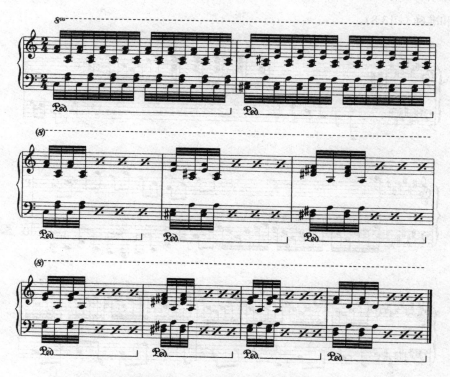

图3.7　使用 F 大调第二转位到 A 大调第一转位的"闪烁效果"

演奏范例7提供了一个"闪烁效果"的演示，同时使用了力度的变化，以及在结束的时候具有闪烁效果的和弦在钢琴音域上位置的变化。这个范例从 F 大调和弦的第二转位开始，转入 A 大调和弦的第一转位，而且在后面的发展中在其他和弦上使用同样的闪烁效果。

　演奏范例7：闪烁效果

琶音或分解和弦的效果

这个方法比起闪烁效果来说要少一些"痛苦"。先找另一个你喜欢的和弦，然后探索有节律和无节律的琶音或分解和弦。同样，在黑键上可以比较容易做到快速和准确（图3.8）。

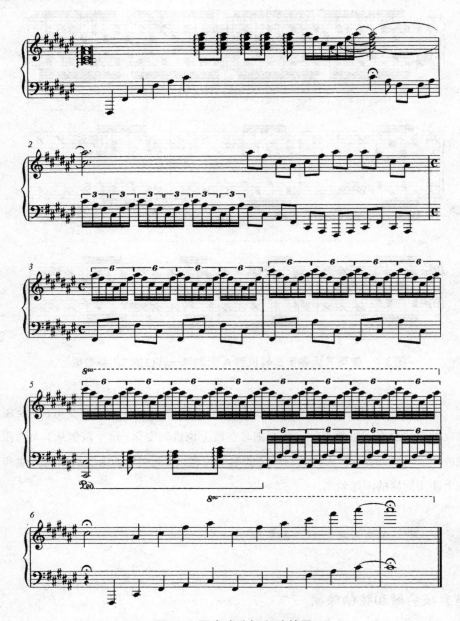

图3.8　琶音或分解和弦效果

演奏范例8使用了 $^\flat$E小调和弦，因为它仅用黑键，而且容易演奏。当然后来发展到其他的调是为了演示它的发展可能性。

演奏范例8：$^\flat$E 小调的琶音或分解和弦

第四节　旋律的即兴演奏：旋律对话

这个方法是为发展即兴演奏中自发创造的旋律而设计的。一个好的旋律应该包含一些特定的关键因素。它们通常包含着一些旋律的方向、乐句的重复，甚至在旋律中含有某些和声感。在临床工作中，病人会创造自己的旋律，但是他们演奏的方式很可能显示了其症状和问题的特点。例如，一个病人会创造一段没有方向的旋律，只是从一个音符到另一个音符的漫游，而没有任何乐句和结构。另一个例子就是一个病人在演奏中只有从一个音符到另一个音符的大跳，而没有任何级进的进行，或者缺乏任何稳定感和持续感的旋律结构。

练　习

为了发展旋律即兴演奏的技能，在所有创造旋律的练习中首先要有一个简单的和声结构思路，而且在里面还要有一些重复的模式。首先选择一个调，例如D小调，然后在你的右手上开始即兴演奏一个简单的旋律乐思。重复地练习演奏乐句，要让旋律中具有一定和声的方向感（例如进行到属音，然后回到主音），并首先要发展出一个旋律中可预期的方向。

图3.9中的谱例提供了一个简单旋律的即兴演奏范例，在这个旋律中运用了一定的旋律逻辑性和可预期性，因此它显示出了一定的方向感和连贯性。我在这个谱例中排除了任何和声形式，而且使节拍感比较模糊。在这里，我只是试图显示一个纯粹旋律型思路的例证。

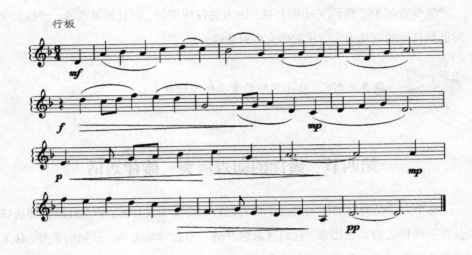

图 3.9　D 小调的旋律即兴演奏谱例

练　习

左手旋律。我们的左手常常沦为一种非常固定的角色，而即兴演奏技术中使用左手来演奏旋律则是很有价值的。现在不要使用任何一个具体的调性，而是用你的左手创造一个无调性的旋律。当你感到无调性的旋律比有调性的旋律更加自由的时候，就会产生一些对隐含的和声结构和旋律方向的期待。他们也可能听起来很混乱、没有方向感，除非演奏中包含了一些乐句、音型和模式的重复，从而造成了一种结构感和连贯感（也许有时候甚至有可预期感）。为了让你的练习更具有一些变化性，可以尝试交替地使用连音和断音的演奏方式，例如在有节律的 4/4 节拍中，使用四小节连音和四小节断音。图 3.10 中的谱例展示了一个在左手上的无调性旋律。

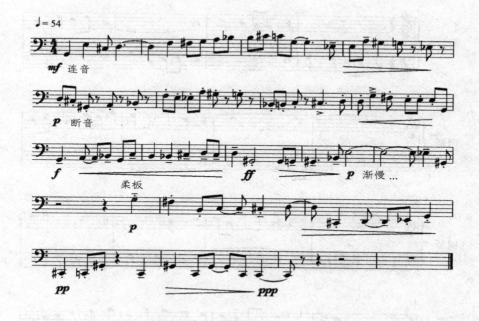

图3.10 左手的无调性旋律即兴演奏谱例

旋律对话

旋律对话可以代表音乐的交流体验，在治疗的互动关系中非常有价值。有一种方式是在钢琴上使用两只手，如左手演奏旋律，而右手上保持一个音；然后让右手演奏旋律，而左手上保持一个音。因为两只手不同时演奏，音乐就形成了两只手之间的交流对话。记住不要让乐句完全相同（可以使用不同的乐句长度），而且可以有些短音、音量、速度和其他变化融入其中。

图3.11中的谱例是一个旋律对话的范例。你可以把这个范例作为进一步练习的开始，按照这个方式展开你的即兴演奏对话。要注意，这个旋律是比较可预期的、有调性的，伴有音程的大跳和级进、稳定的节奏和节律，且没有明显的力度变化等特点。

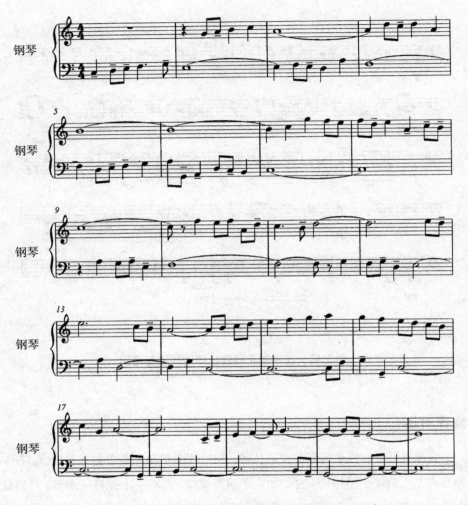

图3.11　调性和调式的旋律对话谱例

　　演奏范例9是一个旋律对话的示范。旋律由F大调开始，然后转调，使用了旋律的片段，将乐思扩展，并使用一些模进。

　演奏范例9：调性旋律对话即兴演奏

如果你的目标是发展出一个无调性和声的乐思,那么在开始的时候,比较合适的做法就是发展出一个不需要记住升降号的旋律对话,所以可以使用A小调或C大调作为开始。我们的主要目的是发展出左右手之间的平衡对话,并发展出对句(matching phrase)和答句(answering phrase)的技能。对句在变奏中还可以用和声转位的方式演奏。

练　习
_____

先分别练习不同特点的旋律对话,然后试着把对句和答句合起来进行即兴演奏,两手之间可以使用"镜像"的方法,也可以使用"和声转位"的方法。另外记着左右手对话的乐句长度要有变化。开始尝试在音乐中加入重音,这样对话听起来就会更像是在交谈(正如你可以在演奏范例9中听到的那样)。

双重旋律

这是一个很有意思的想法,经常被用在电影音乐里以造成某种特别的气氛。两只手在钢琴上同时演奏同样但是相差四度或五度的旋律,我把这种技术称为"双重旋律",即一个旋律在不同的音区同时进行重复。

练　习
_____

用左手在钢琴的低音区开始一个简单的旋律,然后右手在钢琴的高音区同时演奏同样的旋律。在开始的时候尝试缓慢和轻声的演奏,然后逐渐把力度、节奏和速度等因素都引入你的即兴演奏中。在开始的时候要保持简单,然后在你感到自己已经有了双手同时演奏同样旋律的自信之后,再慢慢地提高旋律的难度。图3.12中提供了这种方法的示范。

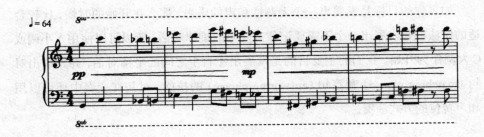

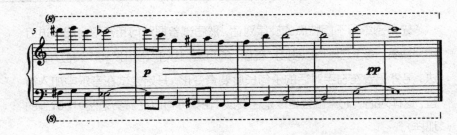

图3.12　四至五度叠置旋律的效果谱例

　　演奏范例10展示了双重旋律可能创造出的效果。为了创造双重旋律的效果，开始的时候，两只手的音区距离要有较大的分开，缓慢、音程大跳的音乐伴随偶尔短暂的休止，是一个比较不错的办法。

 演奏范例 10：*四至五度叠置的旋律*

第五节　和弦与旋律的即兴演奏

　　这个技术是基于一个由一只手演奏和弦、另一只手演奏旋律的方法。这种方法是为歌曲或小品提供的典型的音乐模式。为了建立一个简单而又能够向前发展的基础，先从左手的包含两个和弦的即兴演奏开始。使用一个宣叙调（recitative）式的演奏可以避免陷入一种节律里。在这里，我们的目标是建立一个有两个和弦的框架（无论是在左手还是在右手上），伴随另一只手上没有节律的即兴演奏旋律，这就是在调性框架里发展旋律的练习。

练　习

　　图3.13中的谱例提供了一系列调性和弦，它主导了整个和声进行的逻辑顺序。这个练习开始的时候仅仅使用了最初的两个和弦来提供和弦与旋律即兴演奏的和声基础。即在钢琴白键上使用最初的这两个和弦进行一个在和弦上方的、自然音阶的旋律的即兴演奏（见图3.13）。在进行宣叙调式即兴演奏的时候，窍门就是记住当你改变和弦的时候，旋律一定要在改变的节点上使用符合和声逻辑的正确音符。

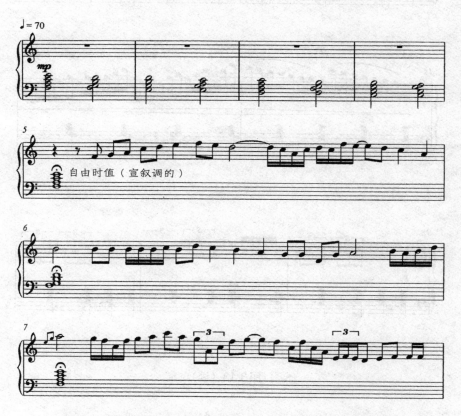

图3.13　两个和弦的即兴演奏（F7到G7）宣叙调转入节拍谱例

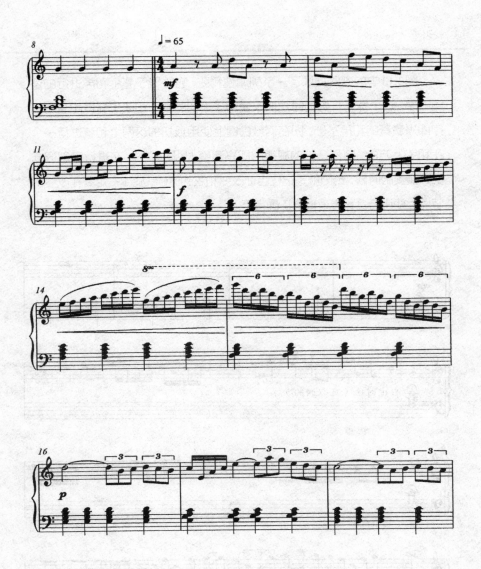

图 3.13（续）

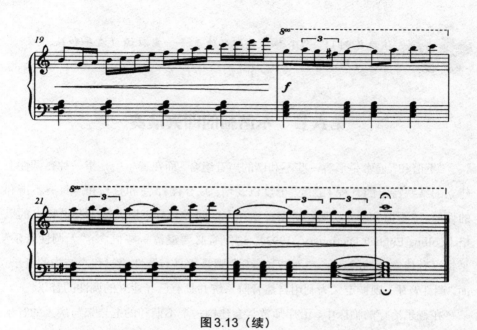

图3.13（续）

加入节拍和节律

从图3.13中的谱例和演奏范例11可以看到，经过一段时间的宣叙调，音乐材料发展出了缓慢且有稳定节律的节拍（见第8小节）。这时候重要的是要记住，一旦节律被引入，特别是当它的结构是4/4节拍时，即兴演奏应该保持中速的连音特点，以便让演奏者有时间思考，并在继续演奏的过程中进行必要的调整。

练 习

开始的时候，练习像演奏范例和谱例中（见图3.13）示范的那种宣叙调。接下来，在和弦上建立一个简单的4/4节拍的节律，然后在这些和弦的基础上即兴演奏旋律，这是一个在原来速度上发展旋律的好方式。最后（见演奏范例11），把和弦转到右手上，让左手创造旋律，这是一个挑战左右脑灵活性的好方式。

演奏范例11：两个和弦的即兴演奏——宣叙调（右手和弦，然后转到左手）

第六节　不谐和的即兴演奏

"不谐和"通常是形容一些不和谐的声音组合，而在音乐中是指一种在调性上建立的某些特定的音程（二度、七度以及增、减音程），使和弦与和声具有不谐和的性质。"不谐和音乐"则是指在音乐和声上同样具有不协调或不和谐特点的风格（Collins English Dictionary，1993）。这里有必要澄清一些概念："无调性音乐"是指没有建立调性的音乐；"不谐和音乐"则是指具有调性感与和声结构的音乐；而"调性音乐"则被定义为利用自然音阶系统并具有已经建立的调性的音乐。

在音乐治疗的临床中，治疗师常常会建构一个不谐和的框架来与病人的音乐建立关系并建立共情，通过音乐来支撑和支持表达性交流中的某些特定情绪。从和声上讲，调性音乐可能无法有效地与病人不安的、烦躁的情绪共情，而不谐和音乐在这方面却非常有用。无调性音乐可以突破任何和声和结构的规则，所以也可以具有同样的作用。一个病人在钢琴、木琴或任何其他旋律乐器上随意地演奏一些旋律素材的时候，不谐和音乐可以非常有用，因此治疗师可以为病人的音乐创作一个不谐和的和声结构。

图3.14中的谱例为在钢琴上的练习提供了一种技术。左手可以演奏一个建立在C大调上的、含有增四度的不谐和和声框架，然后在这个和弦之上的旋律可以在不同的调性上进行，例如E大调或D小调。这种将一个调性置在另一个调性之上的做法是一种在传统的和声框架中有效地创造不谐和效果的方法。一个很好的练习例子便是在一个调性上演奏一首歌曲或一个音乐片段的旋律，而伴奏则是在另一个调上进行的。

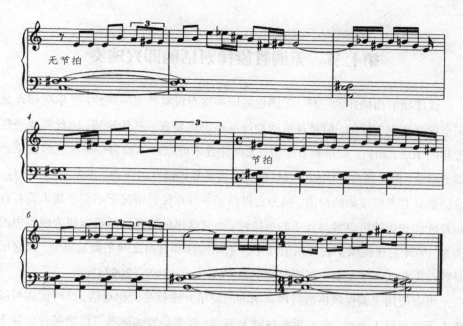

图 3.14 不谐和和声——旋律音乐谱例

练 习

　　练习左手演奏 C 大调和弦，而右手在 #C 大调上演奏《小星星》（*Twinkle, Twinkle Little Star*）的旋律。当你演奏熟练之后，尝试用比和声高两个八度的旋律来演奏。

　　这样做不仅仅是为了好玩，也创造出了一种有趣的动力，特别是在儿童治疗领域工作的时候，孩子们会感到很好玩。因为他们在听到一个歌曲旋律的时候却被你使用的不和谐声音所干扰，因此会产生很大的兴趣。而且，最容易发展出的一种不谐和风格的演奏方法就是先使用一个和声框架，然后在这个和声框架上加入不谐和的音程，诸如二度、七度和增四度。

第七节　无调性旋律对话的即兴演奏

就像我前面描述的一样，无调性的即兴演奏没有特定的调性，音乐听起来是完全没有和声支撑的。但是这里的旋律风格仍需要有一些稳定感，因此需要一些重复的乐思、动机、乐句和节奏型。无调性音乐可以被体验为一种混乱的甚至恐怖的感觉，但是还有一些却可以被视为自由的和创造性的演奏。作为治疗的工具，它恰恰具有不可或缺的价值，因为它提供了一种在任何情况下不需要预先具有音乐技能和知识就可以参与音乐的可能性，而且这里的音乐关系可以成为现实中的关系。另外它还提供了在音乐治疗中探索结构性和自由之间平衡的机会，而这正是我在先前的一些文章中所探讨的主题（Wigram，1995b，2002a）。

可以使用无调性风格进行即兴演奏的简单方法就是旋律对话。这时候你可以用右手在黑键上演奏，而左手在白键上演奏。双手叠置的演奏可以增强音乐的无调性感觉，发展出一种旋律相互缠绕的感觉。当双手分开时，人们在头脑中的和声结构感会把调性和无调性的效果分离开，这样就变得比无调性更加不谐和。

练　习

开始演奏一个无调性的旋律对话。首先用左手在白键上演奏旋律乐句，然后左手停止，右手在黑键上加入。在旋律的乐思中使用大量的二度和七度来强调无调性音乐的观念。经过 2 ～ 3 次乐句的交换之后再练习叠置，然后两只手同时演奏，使对话发展为二重奏。

演奏范例 12 示范了这样的乐思，显示了左手和右手在对话中互动的缠绕效果，最后进入了二重奏（图 3.15）。

演奏范例 12：*无调性旋律的对话*

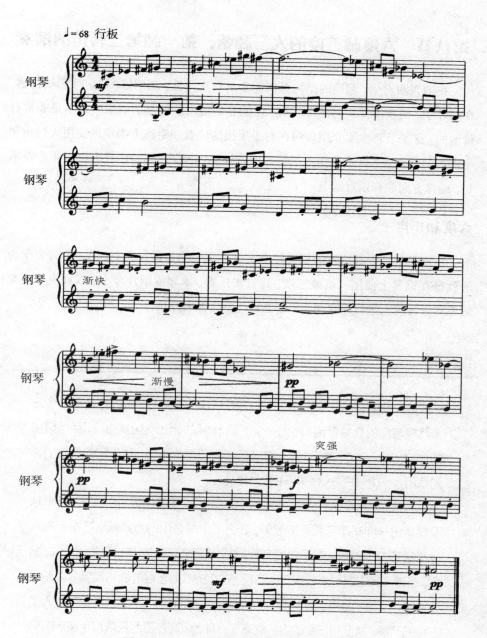

图 3.15 无调性旋律对话的即兴演奏谱例

第八节　六度和三度的大三和弦，第一和第二转位的演奏

在即兴演奏中，调性的结构可以非常具有支持性、基础感、稳定性和结构感。在治疗中，简单而又容易熟练掌握、还能够创造出一种复杂效果的技术是非常有价值的。这一节将主要介绍如何在右手手指的位置和距离上固定地使用大拇指和小拇指演奏六度，以及使用大拇指和中指演奏四度，让你的注意力可以集中在乐句、旋律方向和音乐对话上。

六度和三度

在钢琴上演奏有调性的旋律伴奏或支持病人的音乐方法中，第一个需要学会的就是在钢琴上使用六度或三度。在打击乐器、木琴或钢片琴上，以和声与旋律的方式来为病人进行即兴演奏，这也是一个简单的方法。

练　习

首先在钢琴的低音上建立一个调性的中心或调性的基础，使用一个三个八度音程的重复音型。比如一个大调（同样只用钢琴的白键），使用缓慢的C—F—G……C—F—G的八度音程作为和声的基础；对于它的关系小调则使用A—D—E……A—D—E作为基础。

开始时，右手先在白键上演奏六度的音程，再使用级进的旋律线条，从而制造出一种旋律与和声的效果。还有一个很有用的方式就是在左手的八度音程转变的时候，右手六度音程的即兴旋律在和声（或调性）上予以配合。在进一步的发展中使用三度音程，左手的八度音程的即兴演奏可以超越主—属—下属的顺序。图3.16中的谱例展示了这种技术，即在旋律中引入了三拍的节奏，六度和三度的组合制造了一种柔和的、墨西哥或拉丁美洲风格的音乐。

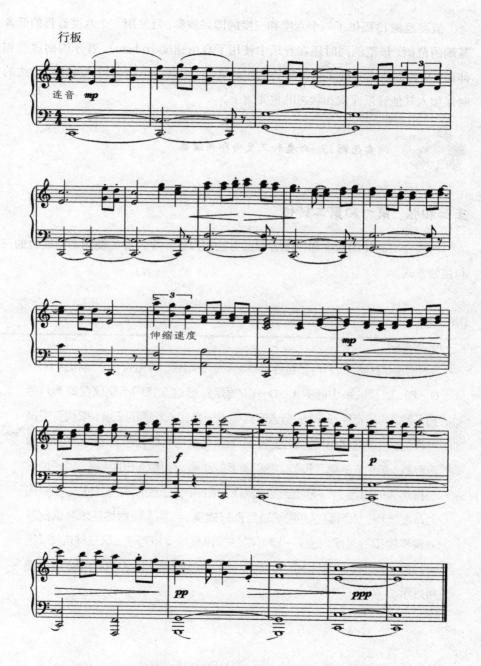

图 3.16 伴随调性低音的六度和三度即兴演奏谱例

演奏范例13提供了一个六度和三度的即兴演奏，且使用一个八度音程的低音基础的范例。该范例同时还在音乐中使用了自由速度（rubato），音乐因而放慢和伸展，从而创造出一种多愁善感的忧伤效果。这也是一个在运用某种特定方法的时候加入其他音乐元素和状态的重要例子。

演奏范例13：六度和三度的即兴演奏

主三和弦，第一和第二转位

前面介绍的使用六度和三度音程的方法可以进一步发展为使用不同转位的三和弦的方式。

练　习

　　使用同样的三个八度音程的低音，即主和弦、属和弦与下属和弦（C—G—F），以及关系小调的A—D—E的思路。但这次我们不是仅仅演奏六度和三度，而是右手在6/3的指法位置中进一步加入和弦的三音，或和弦的第一转位。当你这样做得比较自如的时候，可以把同样的方式带入你的6/4指法位置，或和弦的第二转位。每次演奏的时候，使用级进的手法，轻轻地给小指加大一点压力，从而强调出旋律。最后，尝试使用完整的主三和弦加上八度音程。练习用这些和弦进行即兴演奏。当病人随意地在木琴或钢琴上演奏旋律的时候，这是一种非常好的伴奏或支持方法。这三种选择（第一转位、第二转位以及主三和弦加八度音程）在图3.17和演奏范例14都有所展示。

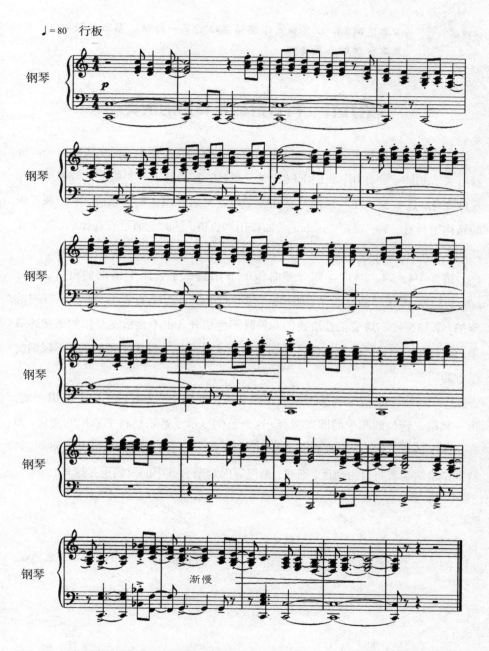

图 3.17　以关系大小调的调性基础的第一转位、第二转位和主三和弦加八度音程的
即兴演奏谱例

演奏范例14：以关系大小调为基础的第一转位、第二转位以及主三和弦加八度音程

第九节　有节拍和无节拍的演奏

我在前面已经提到了节律和速度对即兴演奏的重要影响，现在我想进一步解释有关节拍的重要作用。我们不仅发现了即兴演奏的音乐需要稳定的节律基础和速度变化，还看到了在音乐的节奏和速度中常常表现出来的节拍感。节拍在音乐的结构中具有一种"锚定（anchor）"的作用和价值，同时它通过有规律的、固定模式的重音而呈现出来的重拍也起到了一种音乐的"牢房"功能。

诸如4/4、3/4、2/4这样四分音时值的节拍提供了音乐中清晰的重音；诸如6/8、9/8或6/4这样的复合节拍提供了有不同重拍可能性的节拍。一些不规则的节拍，诸如5/4或7/8节拍会给我们一种既不是切分音也不是重复节拍的结构感效果。建立节拍的另一个价值就是让切分音的演奏造成一种出乎预料的、不规则的重音的感觉。

图3.18中的谱例呈现了不同的几种节拍，而且进一步展示了一个使用六度、第一和第二转位的和弦的即兴演奏。这个范例显示了音乐材料中节拍的变化，即音乐中保持着节律，但是却放弃了节拍。这个例子显示了音乐节奏可以如此灵活，特别是当演奏者将自由速度、渐快、渐慢等因素融合其中的时候更是这样。

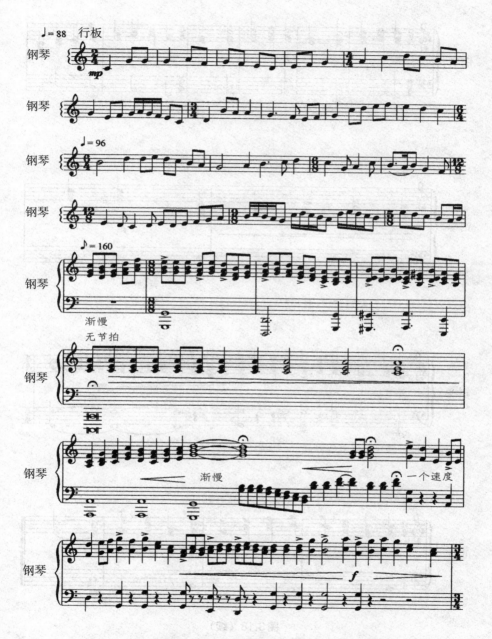

图3.18　有节拍的、无节拍的和弦和六度的即兴演奏谱例

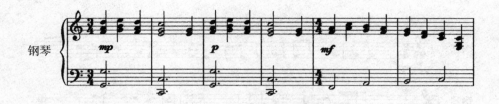

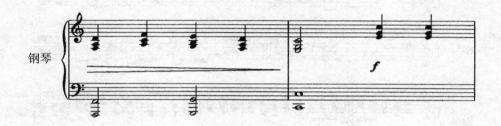

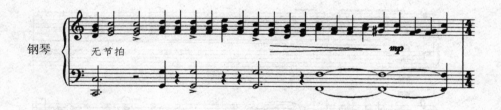

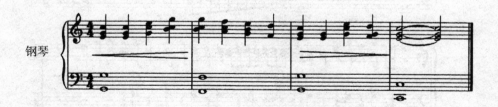

图 3.18（续）

第十节　伴奏的技术

伴奏的技术在治疗中非常有用，经常被用来为病人的音乐提供某些类型的和声和弦的结构。伴奏是一种音乐技术，但是也是一种治疗方法，所以我会在本章本节把它作为一个音乐技术来介绍，然后在下一章相关章节介绍它在治疗中的价值。

简单使用两个和弦进行伴奏的范例在图3.19的谱例中得以展现，我们可以看到一个简单的框架结构如何通过不同的伴奏风格进行发展。这个使用两个和弦来进行伴奏的例子可以有不同的结构、节奏型、节拍和风格。左手提供了"属—主"的八度低音基础，而右手则用不同的风格演奏。在开始的时候，右手演奏四分音符（1）、八分音符（2）；接着是拉丁美洲节奏风格（3和4）；琶音（5）和后半拍（6）之后还出现了节拍转变为6/8（7和8）的变化；然后转到在四分音符的节拍中由于重音的改变而形成的切分音（9）和短暂的休止符（10）；最后结束于简单的分解和弦（11）。

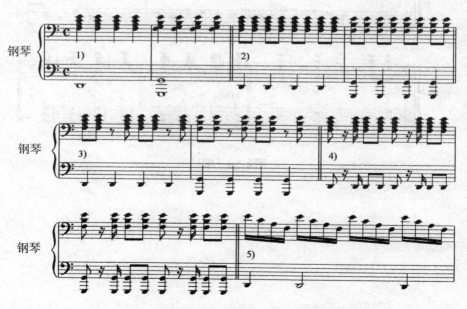

图3.19　两个和弦的不同模式和风格的伴奏谱例

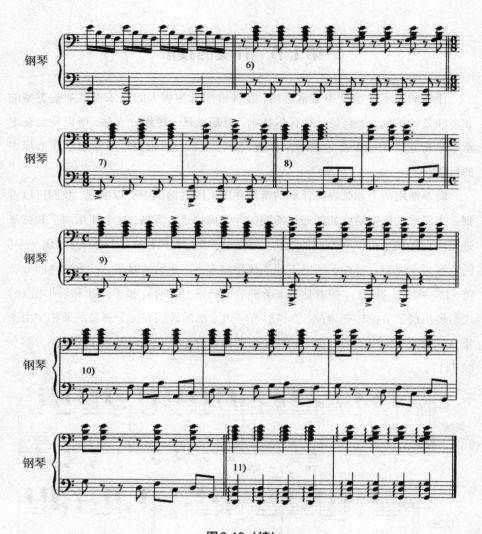

图 3.19（续）

练 习

想象一个病人正在随意地演奏一个钢片琴，他使用一个音槌演奏出一些旋律的乐句，这时候治疗师决定通过伴奏来支持他的音乐。

演奏范例15演示了这个技术是如何进行的。在伴奏开始的时候是宣叙调的风格，然后建立了一些节奏基础，最后发展出了一个节奏的形象来支撑整个伴奏。

演奏范例15：钢琴为一个钢片琴伴奏

如果我们不想使用钢琴的话，打击乐器同样也非常适用于伴奏，演奏范例16就是一个使用鼓（用手演奏）来为病人的木琴演奏提供支持性伴奏的范例，我们可以看到鼓在伴奏中的价值。

演奏范例16：用鼓为一个木琴伴奏

第十一节　总结和结论

本章选择了一些为后面开始准备建立治疗方法可以用到的音乐技巧。创造性和灵活性是我们最基本的目标，最重要的是要发展出在音乐上有趣而在治疗上有效的即兴演奏能力。即兴演奏中最常见的问题是人们很容易发现自己陷入了某种特定的音乐思维，而忘记了那些可以在创造性的即兴演奏中应用和选择的音乐元素的所有可能性，特别是速度和音量方面的变化。然而，对于前面的所有练习而言，关键是要使用音乐元素各种变化的可能性，以便能够为你所发展出来的具体技术方法增添色彩、表现力和内容。

第四章

基本的治疗方法和技术

音乐治疗中的即兴演奏有很多不同方法的应用。在过去的12年中，布鲁夏（Bruscia，1987）开始描述了64项临床技术，后来关于这方面的出版文献持续地增加，有更多的方法技术不断地被发表（Codding，2000，2001；Pedersen，2002；Wigram and Bonde，2002；Wigram and De Backer，1999a，1999b；Wigram，Pedersen and Bonde，2002）。

治疗方法在对病人的治疗中有可能被有意识地（或靠直觉地）使用，也可能是在经过一段时间自由流畅的即兴演奏后，对当时实际发生的演奏状态进行探索和客观的分析而总结出来的。通常，治疗师不会在治疗前事先精确地计划要使用什么样的方法技术，除非他们是以活动为基础的治疗模式进行工作的，或者是正在进行一个结构化的评估程序。在即兴演奏式音乐治疗中，特别是当治疗模式要求对病人开始创造的音乐有足够灵活且有适应性的反应时，更是这样。当然在治疗中，根据先前的评估结果和对病人的需求判断，治疗师可以对治疗目标以及准备优先使用的方法技术有一定程度的计划。但是更典型的情况是在即兴演奏音乐的时候，基于"此时此地（here and now）"的体验对治疗方法中音乐演奏做出本能的判断。音乐治疗师并不是在一段时间里总单独地使用某一种音乐技术或治疗方法，而可能是在一次即兴演奏的过程中轮流交替地使用数种不同的方法（也是音乐技术）。

本章将展示、讨论和示范一些具体的、经常在音乐治疗中使用的方法，而我们在前一章中所介绍的那些音乐技术均可运用到这些方法之中。把这些技术结合起来与其他人一起练习是非常有帮助的：首先演奏和体验这些音乐技术，然后针对病人所演奏的音乐进行反应。同时，每一种技术都会通过演奏范例给予音乐示范。

第一节　镜像、模仿和复制

当治疗师试图给病人传递一个信息——治疗师是与病人完全在一起的，并努力要与病人感同身受——的时候，镜像（mirroring）和模仿（imitating）技术常常被用来作为共情技术加以使用。布鲁夏把镜像技术描述为"同步（synchronicity）——在同时间内与病人做完全一样的事情"。我给镜像的定义与此很相似，但是稍微宽泛一点。我认为，在临床的实践中，镜像不仅涉及音乐行为——

镜像：同时做出与病人在音乐上、情绪表达上和身体语言上完全一致的行为。因此病人将会在治疗师身上看到自己的行为。

只有在一种情况下才能在音乐上完成镜像，这就是病人的音乐足够简单，有足够的可预期性，治疗师完全能够期待如何准确地镜像对方的音乐行为。在病人的行为方面也是一样的。为了能够精确地镜像，治疗师可能需要有意识地使用与病人类似的乐器来造成镜像的效果。但是使用不同的乐器也可以达到镜像的目的。演奏范例17展示了在病人使用鼓的时候，治疗师把钢琴作为鼓来使用的可能性。

 演奏范例17：镜像——病人演奏鼓，治疗师演奏钢琴

"大致相同"的镜像是一个类似的方法：由于技术上的问题，治疗师只能大部分做到与病人一致，而不能完全精确地复制对方的音乐。例如，当一个病人在钢片琴上随意地演奏音符，治疗师在同一时间内尽可能地模仿对方的音乐，跟随对方的旋律，但是又不需要精确地模仿对方的每一个音符，而是大致地跟随对方旋律的轮廓。这样的方法也具有很好的效果。

　　从概念上讲，我们可以从镜像中看到即兴演奏中的参与者（病人与治疗师）非常具有象征的一致性——他们是融合的、没有区分的。图4.1用图形代表了治疗师与病人——两个相互重合在一起的圆圈，显示了双方的紧密关系。

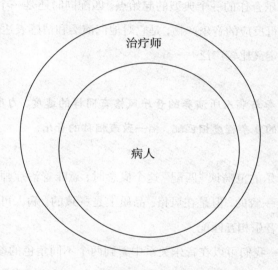

图4.1　镜像中音乐材料的关系

　　模仿（imitating）或复制（copying）也是即兴演奏中的共情方法，布鲁夏博士将它定义为"在病人的反应完成之后，治疗师对他的反应予以重现或做出'回声'"。这个方法有赖于病人在他的音乐演奏过程中给治疗师留出空间，使治疗师能够对他的所作所为进行模仿。这种方法在使用的时候需要特别谨慎，过度地模仿和复制病人的音乐或反应有可能显得你是在戏弄、取笑或以居高临下的同情对待病人。虽然镜像和复制是一种相对简单的方法，但是它们对病人来说也可能是非常有挑战性和某种威胁性的。例如，对于那些伴有偏执多疑或思维混乱的病人来说，这些方法有可能会引发非理性的恐惧。因此这种方法应该谨慎、适当地使用。不过总的来说，它们是帮助病人从音乐中意识到治疗师是在回应和肯定自己的治疗策略。

第二节　匹配

我认为匹配（matching）是在临床治疗上可能使用到的所有即兴演奏方法中最有价值的方法之一。在我的治疗观念中，相对于其他各种治疗策略或方法来说，匹配是与病人音乐合作的一个典型的起始点。匹配同时还是一个共情的方法，是治疗师对病人进行反应的音乐产物，是它对他们演奏和情感表达的肯定和确认。

我对匹配的定义比较广泛——

匹配即兴演奏与病人所演奏的音乐风格有同样的速度、力度、结构、品质以及其他音乐元素的复杂程度相匹配、相一致或相称的音乐。

当我们在音乐的范畴谈"匹配"这个概念时，意味着治疗师的音乐并不是与病人的音乐完全一致的，但是在风格、品质上是一致的。病人可以体验到治疗师的音乐与自己的音乐相互匹配。

从概念上讲，我们可以在音乐关系中看到两个不同角色的参与者（病人和治疗师），他们在音乐上相互和谐和匹配，但又有一定程度的个体差异，从而呈现出他们的区别来。图4.2显示出两个不同的圆圈，代表着治疗师和病人既相匹配又相互区别的角色定位。

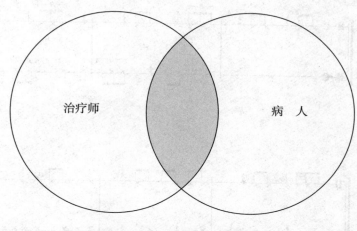

图4.2　匹配中的音乐相关联系

　　布鲁夏没有把匹配作为一个术语来表述，但是他把同样的想法归入了反映（reflecting）这个概念的定义中。帕夫利切维奇（Pavlicevic, 1997）在她的著作《环境中的音乐治疗》（*Music Therapy in Context*）中提出了一个不同的概念性理解。她认为，匹配是"部分的镜像，例如一个病人演奏着明确且可预期的音乐形态，而治疗师做出一些节奏内容的镜像，但不是全部"。

　　正如在图4.3、图4.4和图4.5中的谱例以及演奏范例18、范例19和范例20中展示的，在治疗中使用匹配更像一个平等的、互为补充的共同演奏。演奏范例都是病人先开始演奏，然后看看治疗师如何进入，进而如何运用匹配来配合病人的音乐。在图4.3的谱例和演奏范例18中，病人的节奏风格相对比较短小，在一个固定的节律中有比较稳定的节奏型。当即兴演奏展开的时候，病人演奏的音乐风格开始变得缺少任何节律感，而我们可以听到治疗师如何适应和持续地配合对方。

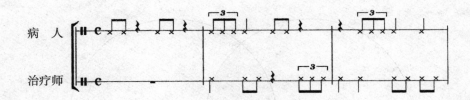

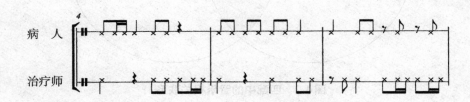

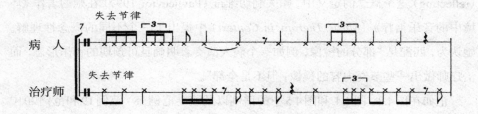

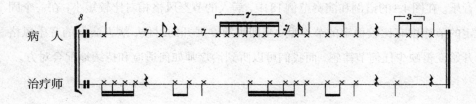

图4.3　匹配：病人演奏康加鼓、治疗师也演奏康加鼓的谱例

演奏范例18：四配——病人演奏邦戈鼓，治疗师演奏非洲鼓

在图4.4的谱例和演奏范例19显示的是旋律的匹配，这里强调的是旋律风格，具体地讲就是乐句的长度、音程的级进或大跳以及调性。在范例19中，病人在音乐进行中使用的音乐材料发生了变化，我们也可以听出治疗师在努力地配合这种变化。

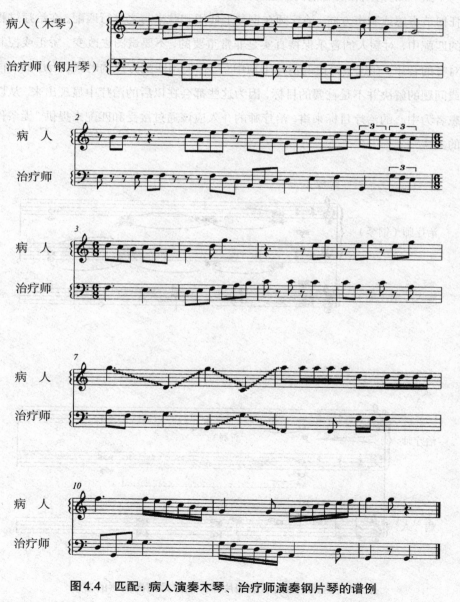

图4.4 匹配：病人演奏木琴、治疗师演奏钢片琴的谱例

演奏范例19：匹配——病人和治疗师均在演奏旋律乐器

图4.5的谱例和演奏范例20显示，病人（钢片琴）演奏持续的两个音符，没有任何节奏感或和声方向，治疗师在钢琴上使用和弦来与之进行匹配。在治疗过程的匹配中，对病人的音乐保持真实是非常重要的，不要试图去改变、矫正或控制对方的音乐。在这一阶段的治疗干预中，当你使用匹配方法的时候，治疗的方向或问题的解决并不是首要的目标，因为这些都会在以后的治疗中显现出来。从以患者为中心的治疗目标来讲，治疗师的介入应该通过接受和匹配来提供"无条件的关注"。

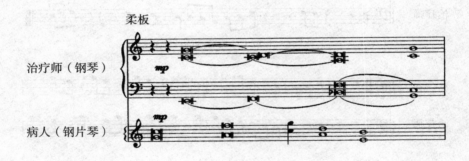

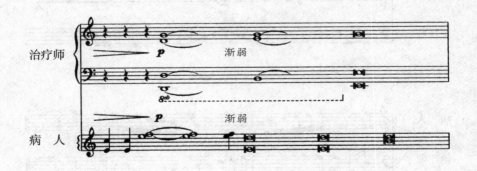

图4.5　匹配：病人演奏钢片琴、治疗师演奏钢琴的谱例

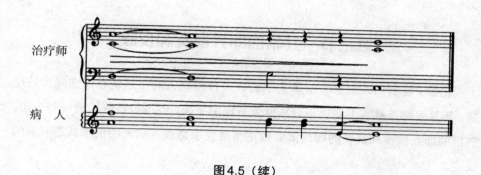

图 4.5（续）

演奏范例20：匹配——病人演奏木琴，治疗师演奏钢琴

匹配的练习

演奏范例中有两首由一个人演奏的范例，这可以作为提供练习匹配的治疗性方法的机会。治疗师在匹配过程开始时的任务是聆听和分析病人所演奏的音乐内容，同时还要考虑对方肢体和表情的表达程度。但是，演奏范例所呈现出来的只是音乐信息，而肢体和表情方面的信息是无法得到的，所以你只能考虑音乐的元素。

表4.1确定了这两个练习例子的音乐元素，帮助你明确治疗师的音乐应该如何对病人的音乐风格进行匹配和共情。

表4.1 匹配练习的结构

范例	风格	节奏	力度	调性
演奏范例21	乡村	稳定的4/4	缓慢柔和	五声音阶
演奏范例22	爵士	不规则的	范围很大	无调性

第三节 共情的即兴演奏和反映

镜像、复制和匹配更多的是关于造成一种对病人的音乐状态建立同步的反应，其显著特点基本上倾向于音乐元素方面的平衡，但也包括肢体语言和表情。共情的即兴演奏和反映的即兴演奏则更多地要求造成与病人的情绪状态有关的反应。

共情的即兴演奏

这个方法很难在书中或演奏范例中进行演示。将该方法最早应用在临床治疗中的是朱莉娅·阿尔文（Juliette Alvin）。特别是在治疗开始的时候，她常常在大提琴上用共情的即兴演奏来表现病人的特点。在操作中，这种方法是根据病人在这一天的身体姿态、面部表情、态度以及之前已经了解到的个性特点，为病人即兴演奏一些能够以音乐的方式来诠释他当时状态特点的音乐。阿尔文有意地把共情的即兴演奏作为共情的工具，她并不试图在任何方面改变病人的情绪或行为，而是简单地为他们演奏，没有任何想控制对方的企图。如果病人来到治疗室的时候表现出躁动和不安的情绪，这种情绪可以很容易地通过共情的即兴演奏来表现。治疗师并不试图改善或缓解病人正在经历的这种不安情绪，而仅把这种情绪通过即兴演奏反馈给对方，从而起到支持和共情的作用。

反映

反映技术在布鲁夏的64项技术里有很好的解释，他给出的定义是："匹配病人所表现出来的情绪、态度或情感"（Brusica，1987）。

与镜像、复制或匹配不同，在反映技术中，治疗师的音乐可能与病人的音乐有很大不同，因为在这里，治疗的目的是理解和反馈病人当时的情绪状态，而不是从音乐技术上反映对方的音乐材料。但是，治疗师的音乐与病人的音乐之间还是需要在情绪或情绪表达上一致，否则这个方法将没有任何共情的效果。

从概念上讲，我们可以看到两个分别的圆圈反映着两个参与者（治疗师与病人）的角色，他们在音乐的关系上是完全分离的，但是在情绪上是一致的（如图 4.6所示）。图4.6显示了治疗师和病人的两个分别的圆圈。

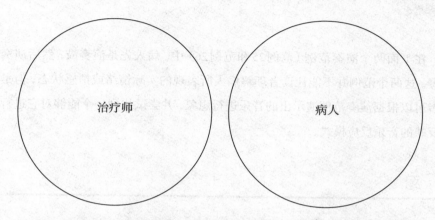

图4.6　两个分开的圆圈，代表了不同的音乐特性，但是在情绪上是共情的

演奏范例23演示了一位病人用打击乐器（鼓和钹）演奏随意的、几乎没有方向的节奏。请注意，治疗师在开始音乐的反映和共情之前有一小段时间没有演奏，这在治疗过程中是一个重要的环节：在开始反应之前要先聆听病人的音乐。

我在对学生的培训和对治疗师的督导过程中常常发现需要不断地提醒他们，要根据自己对病人的音乐体验进行反映，这是让你的反映更加敏感的关键之处。有时候病人的音乐模式和特点会帮助你确定治疗的方法和音乐的"风格"。在演奏范例23中，治疗师的反映是使用了旋律与和声来反映病人随意而无目的特点。

演奏范例23：反映的范例1——治疗师演奏钢琴，病人演奏鼓和钹钹

在演奏范例24里，病人在演奏钢琴的时候展示了一个非常不同的情景。他在钢琴上采用了尖锐而密集的和弦来表达自己愤怒的情绪和挫折感。这里的重音让我们感到潜在的节律，而力度的改变强化了病人的愤怒和痛苦表现。治疗师则是用木琴演奏的旋律来反映对方的这些情绪。

演奏范例24：反映的范例2——治疗师演奏木琴，病人演奏钢琴

在下面两个演奏范例（范例25和范例26）中，病人先是演奏鼓，然后演奏钢片琴。这两个范例并不能让读者理解病人所表现的实际情绪或情感状态，但是练习者可以根据演奏范例演示出的音乐进行想象，并尝试找到一个能够对它进行共情反映的音乐反应模式。

练　习

使用演奏范例25和范例26，先聆听每一个范例，并在你头脑中建立病人可能的音乐情绪或情感状态，然后用你所听到的音乐来影响自己的情绪状态。当你对听到的音乐所表现出来的情绪或情感有了感觉，并对它产生了自己的情绪反应之后，开始在另一件乐器上演奏你的情绪反应，反映演奏范例所呈现出的音乐情绪，并表达你的情绪感受。

演奏范例25：反映练习1——病人演奏钢琴

演奏范例26：反映练习2——病人演奏康加鼓

第四节　根基、抱持和容纳

根基（grounding）、抱持（holding）和容纳（containing）是当病人的演奏及其个性都非常随意或飘浮不定的时候极为有用的方法。在病人表现出或听起来并不是在用心地演奏或者音乐缺乏稳定、方向和意图的时候，使用这些方法也很有帮助。我为"根基"所下的定义是——

根基：制造一个稳定、容纳的音乐，为病人的音乐起到一种类似"锚定"的作用。

在根基的过程中可以被运用的具体音乐技术包括：

- 钢琴上有力的五度、八度音程；
- 在鼓上稳定节律的节拍；
- 有力而稳定的调性和弦，典型的就是属和弦、主和弦；
- 简单的固定低音。

节奏根基

节奏根基（rhythmic grounding）是一种为病人的音乐提供基础的、非常有用的方式。布鲁夏把它定义为："为病人的即兴演奏保持一个基本的节拍或提供一个节奏基础"（Bruscia，1987）。

节奏根基的一个重要特点就是并不一定要为病人的音乐节奏加入节拍框架（图4.7）。实际上，在病人的音乐上建立一个节拍框架，如4/4或3/4，会带来很多限制和不必要的指导性。音乐可以有节律而没有节拍，而且常常在稳定的节律中改变重音会更加具有动力性。另一个重要的情况就是当病人的演奏比较丰满和复杂的时候，使用固定和稳定的旋律或节奏常常会束缚自己的演奏。对于治疗师音乐演奏过程中的限制就是提供一个稳定的、容易理解的根基，从而避免给病人的即兴演奏添加任何潜在的混乱和复杂性。

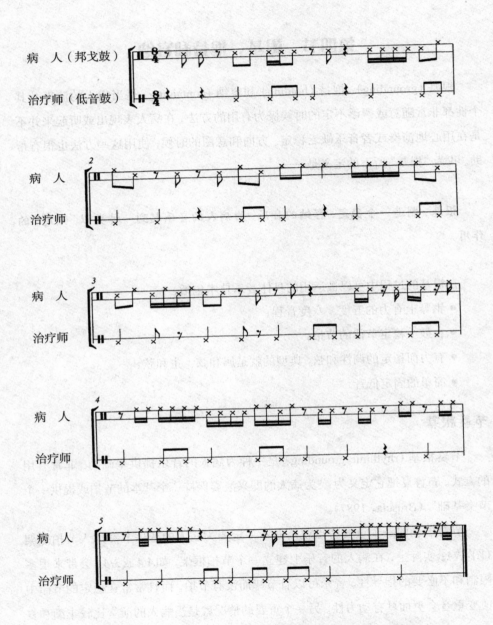

图4.7　节奏根基——病人和治疗师演奏邦戈鼓和低音鼓谱例

演奏范例27是一个病人在木琴上随意演奏，治疗师随后用鼓加入演奏，为病人的音乐加入了一个节奏的根基。你会听到病人如何逐渐地被治疗师的节奏根基所引导，并在这个节奏根基上建立起了自己的音乐。

演奏范例27：节奏根基——病人演奏木琴，治疗师演奏鼓

练　习

演奏范例28是一个人在木琴上的演奏。尝试在这个人的音乐中聆听每一个节奏型，然后导入一个节奏根基。记着，病人的音乐越快、越复杂，治疗师的音乐就要越稳定、越有节制。因为这个要求你跟着演奏范例进行练习，显然，演奏范例中的演奏者是不可能被指望能适应治疗师的根基的，但这是一个在根基中发展匹配方式的好练习。

演奏范例28：节奏根基——病人用木琴演奏

调性根基

调性根基（tonal grounding）是由治疗师建立起一个调性的背景，为病人的音乐提供一个基础或"锚定"作用的过程。如果病人的音乐是以旋律或和声为主，但在调性上却摇摆不定，那么调性根基的方法则是非常有价值的。我为"调性根基"所下的定义是这样的——

调性根基：在低音区提供一个与病人的音乐相和谐并形成调性基础的八度音、五度音或和声的和弦。

布鲁夏将这个方法称为调性中心，即"提供一个调性的中心或和声基础"（Bruscia，1987）。

　　图4.8中的谱例是一位病人在钢片琴上演奏一段几乎是随意的、无方向感的旋律，随后陷入一个不断重复的下行三度的音乐模式。治疗师的干预是在钢琴上提供一个调性的基础。

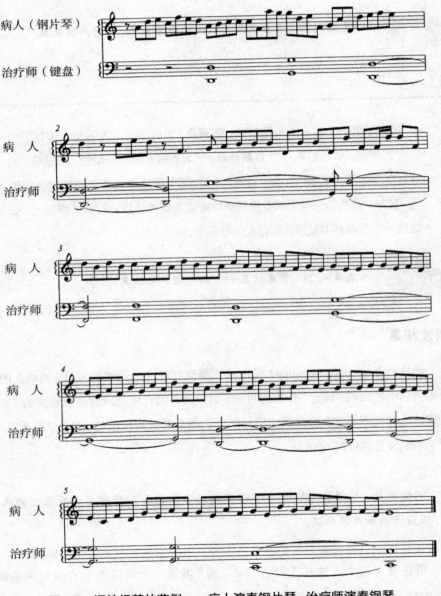

图4.8　调性根基的范例——病人演奏钢片琴，治疗师演奏钢琴

演奏范例29：调性根基的范例——病人在钟琴上演奏，治疗师在钢琴上演奏

练　习

演奏范例30提供了一个人在钢琴上演奏的音乐，你可以作为一个二重奏的同伴在低音区为他的音乐提供调性中心。这个方法可以用来分析病人的音乐，看看它是否在某一个调性里，或者一个低音是否可以作为调性的中心来使用。例如，如果一个病人主要是在钢琴的白键上演奏，那么A小调、D小调和C大调就有可能作为调性的中心来使用；如果病人是在黑键上演奏，则降E小调、升F大调就有可能作为调性中心（五声音阶）。

演奏范例30：调性根基——从自然音阶转换到五声音阶

和声根基

调性根基可以进一步发展成为和声根基（harmonic grounding）。这个方法涉及调性和声（正如两个和弦的即兴演奏）或五声音阶和声。作为使用五度或八度的调性根基练习的进一步延伸，仍然可以用演奏范例30来练习和声根基。

调性根基和节奏根基的组合

调性根基和节奏根基可以组合在一起，进而为病人建立一个更加牢固的音乐基础。一个很好的例子就是用一个持续低音的伴奏背景来提供一个复合的基础根基（见图4.9）。

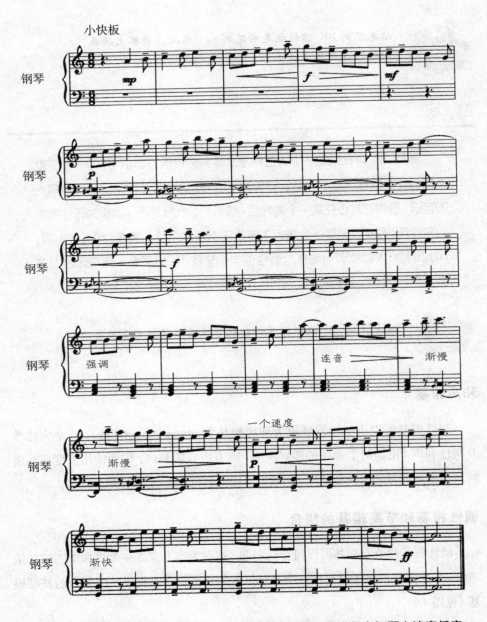

图4.9 调性根基和节奏根基组合——病人演奏钢琴，治疗师在钢琴上演奏低音，虽然病人跳跃的旋律和持续低音之间会形成某些错音

治疗师的伴奏可以暗示出一种6/8拍的凯尔特（Celtic）风味的音乐风格，和声根基通过和弦结构可以得到加强（如演奏范例31）。

演奏范例31展示了治疗师是如何在钢琴上保持稳定性的。

演奏范例31：节奏根基和调性根基的结合——病人演奏木琴，治疗师演奏钢琴

抱持和容纳

抱持（holding）和容纳（containing）是非常相似的方法。基本上我把抱持作为一种治疗方法来使用。当病人的音乐没有稳定根基、随意而没有方向，需要治疗师为其提供一种音乐的锚定的时候，就可以应用抱持。而诸如调性根基或调性中心等方法在提供锚定功能方面是非常有帮助的。使用简单的和声和持续地低音伴奏，而不是试图通过演奏互动的强有力的音乐去提供一个容纳的框架，这样的方法可以作为有效的抱持工具来使用。治疗师的音乐通常应是缓慢、持续和非常稳定的，但并不需要为了让所抱持的音乐"足够好"而给对方的音乐强加一个节律或节拍。因此，我对抱持的定义是——

抱持：使用节奏或调性的根基技术，给病人的音乐提供一个音乐的"锚定"和容器。

布鲁夏给"抱持"下了一个不同的定义，这是一个更加宽泛的概念：既包括了一个"音乐背景"的概念，又包含了包容病人情绪的技术的概念："当病人即兴演奏的时候，提供一个反映并容纳病人情绪的音乐背景"（Bruscia，1987）。

容纳的技术是指另一个不同的过程。在这个过程中，病人的音乐显得较为混乱，音量也可能比较大。从治疗的角度上讲，需要允许病人的混乱、嘈杂和夸张（例如允许一个失控的儿童在音乐中大发脾气）。音乐治疗师为病人提供音乐的容器——演奏强烈、坚定且能够被对方听到的音乐。一个有效的音乐思路就是治疗师坐在钢琴的另一端演奏强有力的八度音程（参考演奏范例32）。还有很多其他的音乐技术方法也可以容纳病人的音乐，但是都应该是具有结构性的音乐。

演奏范例 32：治疗师对混乱的音乐的容纳——病人演奏钹、鼓和木琴，治疗师演奏钢琴

第五节　对话

音乐是一种在两个或多个人之间进行不同形式对话和交谈的理想媒介。当然，它还可能成为一个人与自己对话的音乐方式！虽然有一些术语对进行对话或发展对话的过程进行了描述，但我没有在音乐治疗的应用领域、音乐技术领域或治疗方法中找到"对话"的定义。下面是我给对话（dialoging）所下的定义——

对话：治疗师与病人（们）通过音乐演奏进行交流的过程。

有两种主要的对话形式，我对它们的定义如下——

交替式的对话（turn-taking dialogues）：治疗师和病人采用各种能够提示对方进行轮流演奏的音乐或肢体的方式共同进行音乐演奏。这种"交替式"的对话要求双方会各自停止自己的演奏，以便给对方的演奏留出空间。

持续的"自由流动"式的对话（continuous "free-floating" dialogues）：持续地进行相互对话的音乐演奏——一种流动式的对话。这里对话的参与者（治疗师与病人）或多或少是在同时、持续地演奏。他们各自演奏的乐思和动力都可以相互听到并相互反应，但是双方都没有停顿自己的音乐过程。

对于这个过程最接近和最容易理解的描述和形容就是对话和交谈。我们可以想象正如在交谈中一样，在对话的过程中可以有很多不同的方式：

1.治疗师与病人轮流演奏，一方停下来后另一方立即开始；

2.治疗师与病人轮流演奏，一方演奏后停顿一会儿另一方再开始；

3.治疗师与病人相互抢着演奏；

4.治疗师与病人同时演奏；

5.病人演奏一段较长的，然后治疗师回馈一段较短的，就像"嗯""哦"一样的乐句；

6.治疗师在对话中的音乐风格非常共情，非常类似病人的音乐风格；

7.治疗师在对话中的音乐风格与病人的音乐风格截然相反，与病人形成"对抗"。

促成对话的方式

在即兴演奏的音乐中，对话并不是自然而然或者自动形成的。事实上，我们发现一些病人因为不能对日常的轮流交换产生反应（如孤独症患者），或者有些人在交谈中讲话太多而无法停下来聆听别人在说什么（如典型的阿斯伯格综合征患者），因此参与对话对于他们来说是极端困难的。

在我具体地解释促成对话的技术之前，先要提到我们可以利用的、由布鲁夏（Bruscia，1987）提出的两个治疗技术的定义——

插话（interjecting）：治疗师等待病人的音乐空隙，然后填补这个空隙。

制造空间（making spaces）：在自己即兴演奏的音乐中留出空间，让病人的音乐材料插入。

使用这两种技术自然会导致对方进入对话，开始一段"交谈"或"争论"式的即兴演奏，让共同的演奏成为直接的交流。但是很多病人可能不能理解或接受这些有助于自然对话的信号，这时候，"示范"的技术可能会很有帮助。示范（modeling）是一种方法，可以用在前面所介绍的各种音乐技术和治疗方法上，也可以用在还没有介绍的方法上。布鲁夏（Bruscia，1987）对示范的定义是——

示范：为病人演示和展示一些内容以便模仿。

它提供了一个非常具体且方向清晰的方法，在需要告诉病人演奏类型和方向的时候是非常有用的。但我在这里会建议使用一个更加延伸和宽泛的定义，以解释一些超越单纯的模仿的内容。

示范：演奏和展示一些内容以鼓励病人模仿、匹配或扩展音乐思路。

在音乐治疗中，在演奏音乐的过程中会有一些明显或不明显的方式可以增进主动性以发展并推进对话，其中包括了音乐的提示和肢体的提示。

音乐的提示

- 和声的提示。通过演奏完全终止、变格终止（有时候甚至阻碍终止）来示意你就要结束一段音乐表达了。在一段音乐陈述中，和声进行也可以听起来好像是在发问。
- 节奏提示。演奏一个结束的节奏型，接着留出一个明显的空间，或者演奏一个对称的节奏型，从而显示出一个明确的结束信号，然后为病人留出之后演奏的空间。
- 旋律的提示。演奏一个上行的乐句或一个能显示结束的乐句等。
- 力度和音色的提示。有很多形式的力度提示都可以示意随后的空间以便形成对话。重音有助于形成一个标点符号的效果；在乐句上造成一个渐强以推向高潮，也可以示意出随后的休止，以便创造一个空间让他人进行表达；断音演奏之后的连音演奏也可以示意结束的来临。

肢体的提示

治疗师给出的音乐提示可能相对不明显，不容易为喜爱制造噪音和持续演奏的病人所接受。有时候可能需要通过肢体的提示来显示对话意图，目的就是要给对方提示：这里是你为对方留出的一个空间，你希望对方开始自己的演奏（或继续演奏）以便能够形成对话。于是你可以使用下面的一些办法。

- 用一些方式来表明你已经停止演奏了，例如把你的双手从乐器上拿开，或者在乐器上双手静止，完全不动，使自己看起来是在等待病人停止，然后你开始演奏。这个方法对于头脑中抱有一种强烈的"被控制"感觉的儿童特别有效。
- 转过头去看着你的病人，把你的手从乐器上移开。
- 用目光示意病人，令其准备开始演奏。在你演奏之后用目光注视对方的乐器，鼓励对方开始演奏。
- 用手指示该谁演奏了。
- 用身体动作鼓励对方开始演奏，或者鼓励他（或他们）停止演奏：

开始演奏：

- 用你的胳膊轻轻地推对方的肘部；
- 用你的手轻轻地撑起对方的肘部；
- 用你的手轻轻地撑起对方的手腕；
- 用你的一只手帮助对方演奏。

注意：这是一个从非常温和到手把手逐渐推进的过程。

停止演奏：

- 把你的手放到停止的位置；
- 伸出你的手，去接近对方的手；
- 伸出你的手，并短时间地握住对方的鼓槌或对方使用的乐器；
- 伸出你的手，通过握住他（或他们）的手来阻止其演奏；或在你插入一个短小乐句的时候把对方的乐器拿开，然后再把乐器递给对方。

注意：这是一个从肢体的示意到直接的身体指导的逐渐推进的过程。

图4.10中的曲谱显示了一个对话形成的过程。开始的时候，病人在木琴上演奏，音乐没有节律。我们可以看到治疗师如何温和地"插话"，如何为对方留出空间，然后如何使用节奏型来发展对话。

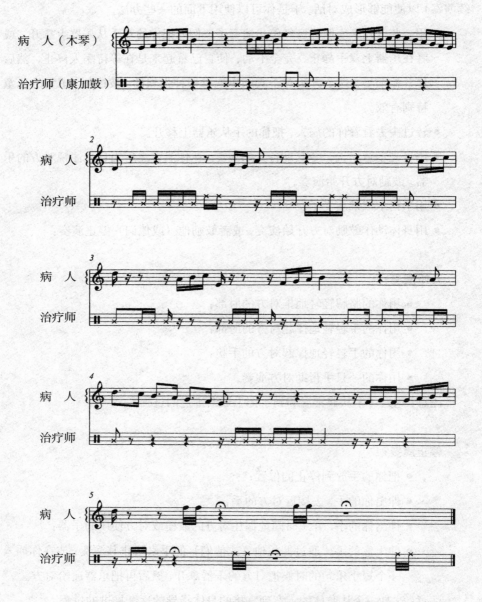

图 4.10　对话的范例——病人演奏木琴，治疗师演奏康加鼓的谱例

演奏范例33：对话1——病人演奏钢片琴，治疗师演奏木琴

上面的技术是按照从隐晦的引导到强烈鲜明的引导来描述的。为了以示范的方式建立音乐的对话或相互交替的过程，一些形式的引导有时候是必要的。经常有人问我，当遇到的病人坚持不懈或反复不停地演奏，看起来不能或不愿意在他们的音乐中留出任何空间来让对话发生的时候，如何才能与他们发展出一段交流性的音乐对话。上面所说的办法都是我所发现的非常有帮助的技巧，是发起和发展对话的典型技术。但是我们还应该考虑到乐器的选择和演奏肢体方式的问题。一个在鼓上反复地演奏节律的病人是因为这一动作（也称为感知觉运动）是他喜欢做的，因此有很少甚至没有任何音乐的或者交流的意图。在这种情况下，上述所有技术都可能最后被证实是无效的。这时候，改换乐器可能就是打破这种强迫性模式演奏而引入对话的最好方式。

构句、插话、休止和同时说话

在对话形成和发展起来之后，注意力会开始同时集中在构句、插话、休止和同时说话上，逐渐出现的模式听起来会越来越像一个谈话。在生活中，对话双方的句子长度可以是非常不同的，特别是当一个人大部分时间在说话，而另一个人则是单纯地使用"嗯"来表示肯定和接受的时候。同样，在音乐对话的交谈模式中，包括重音、音调变化、插话，甚至有时候同时说话，都象征着说话的韵律和句子。在音乐对话的过程中，无论是节奏还是旋律的交换，各种可能的乐句都会给对话的交流特点增添显著的含义。

图4.11中的谱例和演奏范例34都展示了音乐对话是如何表现人际交流的所有动力状态的。它们显示了音乐治疗是通过音乐的交换媒介来实现交流的，而对话是一个非常重要而有价值的支持和吸引病人的技术。

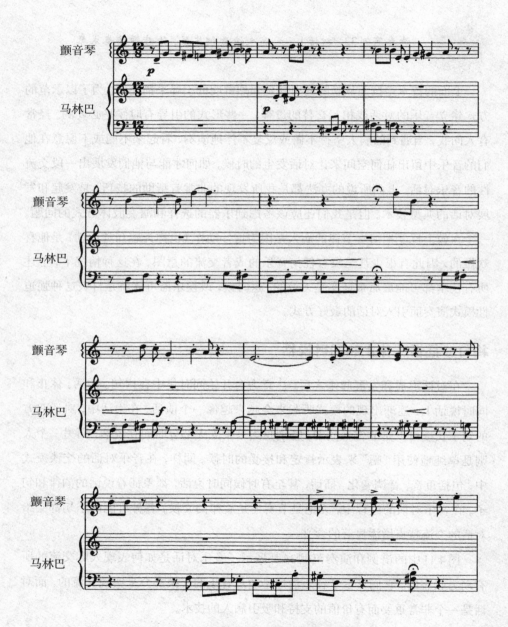

图4.11　在对话交流中使用各种构句的谱例

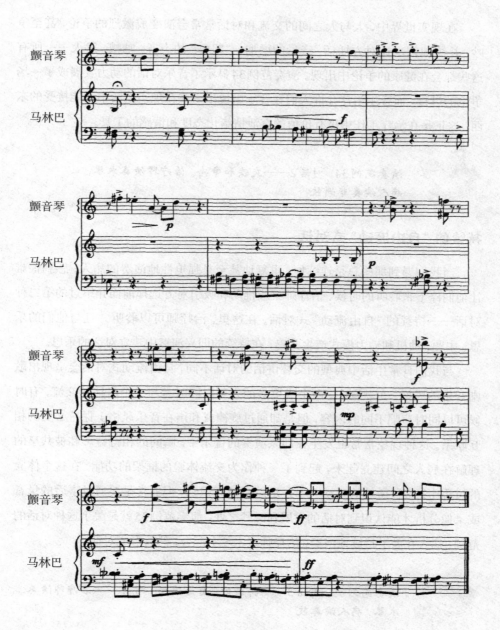

图4.11（续）

在现实世界中，人与人之间的交流和对话常常会演变成激烈的争论，甚至争吵。礼貌地依次让对方插话、音量的增加、"粗鲁"的声音、呐喊、发火……所有这些都会在健康的争论中出现。演奏范例34显示了音乐对话的动力发展成了一场争论的过程，而音乐治疗允许人们在音乐中说出一些在现实生活中不能接受的东西，这正是在治疗工作中极有价值的宣泄情绪化态度和情感的工具。

演奏范例34：对话2——交谈和争论。治疗师演奏木琴，病人演奏非洲鼓

持续的"自由流动"式对话

当我们遇到那些总是连续地、重复地甚至是强迫性地演奏的病人，感到很难让他们停下来聆听的时候，治疗师就应推动和吸引对方选择前面介绍过的第二种对话——持续的"自由流动"式对话。在这里，治疗师可以聆听并且与他们的乐思、主题、动机和动力模式产生共鸣，在持续的即兴演奏中建立对话的乐思。

与我们日常生活中典型的交替讲话的对话不同，自由流动式对话会呈现出歌剧音乐的风格。在歌剧中，两个或更多的人可以同时参与一个对话的交流，有时候可以同时演唱不同的内容，但是却通过旋律或和声在音乐风格上保持必要的相互联系。这种现象常常也发生在即兴演奏的音乐中。瞬间的相得益彰和被共享的理解在病人之间建立起来，起到了一种作为交流体验的框架的功能。在这个体验的过程中，这种微妙的互动并不一定总是被意识到，但通常是要通过事后的录音或录像分析才能认识到对话的发展和微妙之处。演奏范例35就是关于这种对话的范例：病人在鼓上持续地演奏，治疗师在木琴上配合，然后形成对话。

演奏范例35：对话3——持续的"自由流动"对话——治疗师演奏木琴，病人演奏鼓

第六节　陪伴

陪伴（accompanying）[1]在即兴演奏的音乐治疗中是最为有用而重要的支持性技术。在已经帮助病人建立了音乐的框架结构，或者当病人主动在演奏并希望在音乐的创造中扮演"独奏者"的角色时，我通常建议治疗师使用这一技术。

我给"陪伴"这一治疗技术的定义是——

陪伴：为病人的音乐提供有节奏、和声的或有旋律的伴奏，在力度上处于病人之下，让他们扮演"独奏者"的角色。

陪伴技术是治疗师参与病人的音乐并希望传达支持和共情的信息时常常用到的方法。这个定义特别指出，陪伴的音乐力度处于病人的音乐之下，它的性质是给予病人支持性的音乐。如果病人的音乐力度是 f，陪伴的音乐力度就应该是 mf；如果病人是在中央 C 之上的音区演奏，则陪伴的音乐应该在中央 C 之下；当然这并不完全排除病人在低音声部占主导，而陪伴是在高音区的可能性。

在钢琴上进行的陪伴有其特点，如：

- 应该是简单和重复的；
- 应该保持短小的节奏型或和声序列；
- 即使当病人的音乐出现某些改变的时候，也应该保持稳定的方式；
- 应该对病人的音乐中出现的休止或微小的发展保持敏感。

典型的陪伴音乐（无论是调性的或无调性的）可以是 3/4 节拍，也可以是 2/4 或 4/4 节拍的。图 4.12 中的谱例给我们提供了一个在调性和无调性框架下的例子。

1　陪伴也可以翻译为伴奏，但是作为治疗方法的术语，而不是音乐技术的术语，译者选择将其翻译为陪伴。——译者注

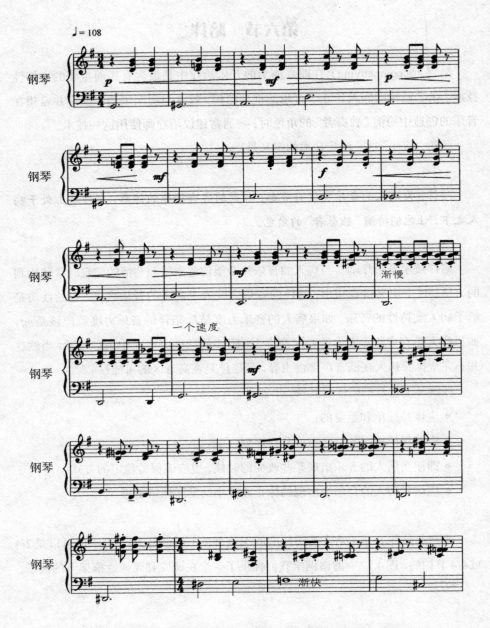

图4.12　在调性和无调性的框架中3/4和4/4节拍的陪伴技术谱例

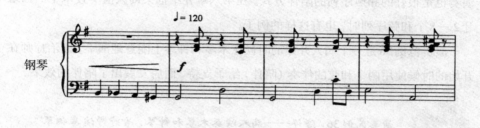

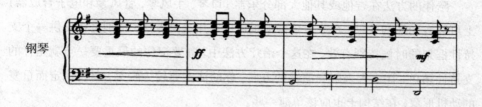

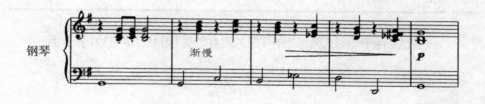

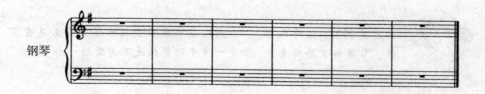

图 4.12（续）

　　但是还有一些重要的其他形式的陪伴风格。第三章中介绍的两个和弦的即兴演奏也是很好的和声序列的陪伴方式。在第六章介绍框架即兴演奏技术中的西班牙2～8个和弦序列时，也有这样的例子。

　　演奏范例36是一个病人开始的时候在木琴和钟琴上随意地演奏，而治疗师在开始的时候使用两个和弦的伴奏（陪伴）给予支持，而后发展出了陪伴的效果。

演奏范例36：陪伴——病人演奏木琴和钟琴，治疗师演奏钢琴

　　陪伴的方法在吉他或其他大部分乐器（口琴、手风琴、管风琴和电子合成器）上可以有同样的效果。在节奏乐器上也可以运用这个方法，特别是在提供一个支持性框架的时候特别有效。在这个治疗方法中，需要记住的最重要一点就是你的支持性角色，让病人来引导演奏的方向。你的演奏要较为轻柔，要有稳定而重复的动机形象，在结构上也应该单薄一些。

练　习

　　尝试使用不同形式风格的陪伴来为演奏范例（如37、38和39）做伴奏。

演奏范例37：陪伴练习1——病人在钢琴上演奏的一个摇摆不定的三拍旋律，开始的时候全部是在白键上，然后全部是在黑键上

演奏范例38：陪伴练习2——病人在木琴和金属木琴上演奏具有节律、节奏和重音的音乐，但是一多半的节拍是不清楚的

演奏范例39：陪伴练习3——病人在鼓上演奏一些节奏型音乐

在这所有三个练习中，尝试使用不同的乐器，例如钢琴、吉他、鼓或其他打击乐器来建立陪伴。

第七节 总结和整合

为了获得必要而有用的音乐技巧和治疗方法，这些都是必须进行练习的基本治疗方法。我们可以看出，它们都是从音乐技术出发，有意识地与治疗方法的意图相整合。第三章和第四章所设计的练习都是要给读者一个使用钢琴或利用其他乐器练习这些方法的机会。我们还会在后面的章节中再次遇到这些音乐技术和治疗方法。因为即兴演奏并不是仅仅使用一个单独的方法来对病人进行治疗的，而是要使用一系列音乐技术，有时候甚至要很快地从一个音乐技术转换到另一个音乐技术上。

因此，本章最后的部分是考虑各种方法和技术的整合和构成系列的过程，即讨论治疗师如何在给病人进行治疗的过程中在这些治疗方法的系列中实现转换。前面曾经说过，在与病人的交流过程中，匹配是一个符合逻辑的出发点。但是，至少在即兴演奏的音乐治疗中，我们并不可以预先设计好一个干预计划，然后才开始与病人进行工作。随着互动过程的时刻变化我们也始终在自发地进行适应并做出反应，这便要求我们在使用治疗方法的时候，保持自由流动的灵活性。

本章的最后一个范例——演奏范例40，展示了在与病人即兴演奏的互动中，治疗师如何在三个或更多的方法中进行转换：

匹配→陪伴→对话→容纳→匹配。

病人在木琴上演奏，开始的时候是一个有节奏、有旋律的片段。治疗师开始参与和匹配。当病人逐渐建立自信心时，治疗师则扮演了陪伴的角色。稍后，治疗师主动地制造一些空间和插话，引入了对话的思路。病人配合了这种对话，但是当对话的力度逐渐地提高并形成了类似争论时，治疗师则顺应了这个变化而转为容纳的方式。当病人的音乐逐渐地降低了强度和能量时，治疗师跟随对方的音乐，采用匹配的手法而进入最后的共情部分。

 演奏范例40：多种音乐技术和治疗方法整合的例子

至此，在临床治疗工作中，我为应用和发展即兴演奏模式所推荐的技术和方法主要集中在明确具体地使用音乐元素的技术和治疗方法上。其中所推荐的大部分范例和练习都涉及即兴演奏的一个基本形式：音乐是在使用简单的演奏规则下自发地创造出来的。

在运用音乐材料的时候，治疗师通常希望发展出一种即兴演奏的风格，以便配合病人的音乐，或者在一个特定种类的音乐结构中进行演奏，从而达到一些特定的治疗目的。我把这种工作方法称为"框架中的演奏"。另外我们不断地面对着一种在音乐中进行转变的需要——从一种音乐形态转变到另一种音乐形态。这种在音乐的演奏中产生的转变也属于音乐治疗技术的关键部分。事实上，这种转变的技术也被音乐家、作曲家和其他人广泛运用于在不同风格的音乐之间建立联结。

为了进入下一个阶段——发展即兴演奏技术，我将会介绍框架中的演奏转变的内容并提供范例，然后提供一些可以用来发展这些方法的练习。

第五章

高级的治疗方法：
风格即兴演奏和框架即兴演奏

导　语

　　本章介绍的方法可以出于一些特定的治疗目的而应用在临床治疗上，因此具有其特别的治疗价值。重要的是要在个体或团体的治疗干预中将它与明确的治疗方向联系起来。我会对这些方法给予描述和举例，并提供针对这些技术的练习方法。从以患者为中心的人本主义到精神分析流派的各种不同的音乐治疗模式，这些技术都比较适用。

第一节　风格即兴演奏

　　尽管即兴演奏可以被描述为一个人自发地创造"新"音乐的过程，其音乐材料并不依靠任何事先确定的、已经创作出来的、已出版的或已录制的音乐标准或框架结构，但是风格即兴（extemporize）[1]是指一种相当不同的模式。

1　这个词原本与"improvise"一样，都是即兴演奏，两个词并没有很大区别。但是作者在本书里给它赋予了与"improvising"不同的内涵，所以译者根据它的意思，选择翻译为"风格即兴"。——译者注

《柯林氏英语辞典》（*Collins English Dictionary*，1993）对 "extemporize" 一词的定义是："……没有预先计划或准备的表演、演讲和创作"。而我将这个概念延伸到音乐和音乐治疗领域，特指在已知的风格或现存的音乐创作材料内进行即兴演奏的能力。

在奥尔堡大学（Aalborg University）[1]音乐治疗专业的入学考试上，我们会要求考生根据一个具有特定风格特点的2～4小节的短小旋律片段"继续创作"（即兴演奏）出与这个片段风格一致的旋律。这正是风格即兴的演奏，而它无论是作为音乐技术的练习还是音乐治疗方法，都是非常有用的。

在有些情况下，在治疗中，治疗师使用自由的或无调性的即兴演奏对于有些病人来说可能会被认为是不适当的（甚至可能是治疗处置不当），病人可能因为各种原因不能适应自由发展和自发创造出来的声音。例如我们常常被告知，在音乐治疗的过程中，对于年龄较大的痴呆病患者或阿兹海默症患者来说，无调性或自由即兴演奏是一种很难被接受的媒介，而他们更容易被自己熟悉的音乐歌曲或音乐结构所吸引。因此，对音乐治疗师而言，在治疗的开始阶段按照某种特定的风格进行即兴演奏是一种非常有用的技术和能力，而且这种技术为我们提供了一种可能性：从一首熟悉的歌曲或乐曲转变到一些更具有个人表达性的即兴演奏。同时，当治疗师按照一定乐曲的风格发展出即兴演奏的时候，如果病人表现出任何的不安、困惑或阻抗，他还能很快地回到原来的乐曲或歌曲上。

这里我希望按照我的想法给风格即兴演奏下一个明确的定义——

风格即兴演奏：在一些特定的音乐材料或作品风格上进行即兴演奏，并保持原来音乐的和动力的风格特点。

这种技术要求演奏者能够根据现有的一首歌、一个音乐片段或乐曲的风格发展出与之一致或类似的音乐结构的能力。风格即兴演奏的音乐是对现存音乐的一种延伸，是一个人在现存音乐风格中进行即兴演奏，使用与之同样的音乐元素，

1　丹麦一所著名的大学，本书作者曾在此任教。——译者注

并尽可能接近原来的音乐材料。

发展一段风格即兴演奏的技术要点包括：

- 小心地注意原来音乐的和声与节奏结构，并在你后来延伸的音乐材料中使用它们；
- 选择在音乐中开始风格即兴演奏的时机，例如要避免一个乐句或乐段结尾部分的完全终止或变格终止，应打断终止开始风格即兴的演奏；
- 如果音乐的风格是围绕着和声的主音、属音和下属音以及三音的周围，那么你的风格即兴演奏中就可使用这样的结构来演奏各种风格的旋律；
- 在风格即兴演奏中整合减慢、加快、渐强和渐弱，甚至有时候还包括休止；
- 使用一些主题即兴演奏的原则，采用一些原来音乐中的音乐材料，诸如旋律的某个乐句或节奏型加以发展；
- 练习回到原来的音乐上的能力，例如回到一首歌曲的副歌部分，或从半截儿进入一个乐句等。

在演奏范例中有三个范例来演示风格即兴演奏的过程。在第一个范例中，我使用了一首很著名的16世纪英国歌曲《绿袖子》。这首歌曲是6/8节拍的，小调，有和声结构，线条清晰（在和声结构不复杂的情况下，风格即兴演奏机会容易一些）。

图5.1的谱例中演示了在《绿袖子》的主题上进行的风格即兴演奏。我使用了原来旋律的风格和线条，同时在一个"安全"的结构中配合即兴演奏的技术，并导入了一些变奏。这种方式也可以通过歌唱的形式进行发展。

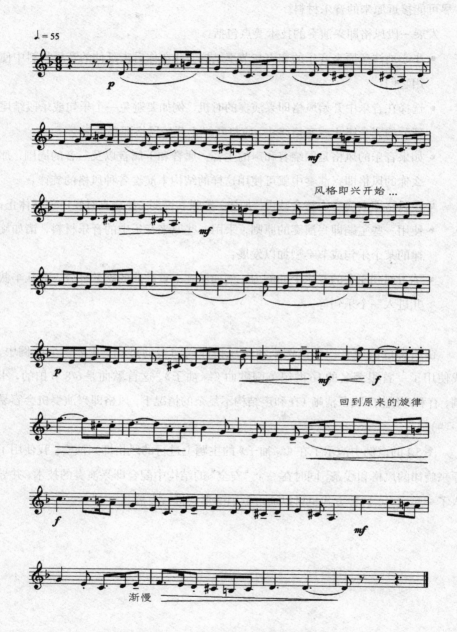

图5.1　用《绿袖子》旋律的风格即兴演奏的谱例

在演奏范例41中，开始时演奏的是《绿袖子》的主题，以便建立风格，但是当歌曲快要结束的时候，不是结束在一个完全终止上，而是在结束的地方插入了一个风格即兴演奏加以继续。接下来是一个在原来音乐风格上的小小变奏，在结构、强度和乐句的长度方面造成了一些变化，但是依然保持着原来音乐的和声风格特点、旋律线条特点以及速度和基本的力度。在一个特定的点上，我柔和地返回原来的音乐，让风格即兴演奏结束。我们可以在这个范例中看到，出现的空间（休止符）越多，音乐在进行到一半的时候就越具有一种思考和漫游的特质。

演奏范例41：风格即兴演奏1——《绿袖子》

在第二个范例（演奏范例42）中，我选择了丹麦的乡村音乐或圣歌来演示如何在老年人选择的歌曲类型上建立起一个风格即兴演奏。在这里，开始的时候演奏整个乐曲，并在下面的风格即兴演奏的发展中使用旋律乐句的风格，但是后来转变为一个更具有动力的形式，给音乐加入一些重音和激动的因素，最后我再次选择回到原来的风格上结束。

演奏范例42：风格即兴演奏2——丹麦乡村歌曲《偷偷地看着》
（*Nu titte til hinanden*）

第三个范例（演奏范例43）更多地使用了节奏音乐，在这里使用的是非常著名的歌曲《伦敦街道》（*Streets of London*）。这个歌曲在和声结构上使用了五度循环。当风格即兴演奏在旋律和节奏中出现之后，开始的时候我还保持着这个和声框架。一些和声方向的变化与和声进行也在后来的发展中出现，但是最后又回到了原来歌曲的和声结构中。

演奏范例43：风格即兴演奏3——《伦敦的街道》

最后，一种挺有趣的进行风格即兴演奏的方式就是前面曾提到过的，使用"变味"的风格来演奏作曲家的作品。在这里，我们很难描述如何自然地做到这一点，但事实上，每一个人都会在乐器上形成自己感到最有自信、最喜爱的演奏风格，而那个特定作品中的音乐元素必须运用到你的风格即兴演奏中。我在演奏范例44、45和46中选择了一些为全世界所熟悉的歌曲，并使用了我自己最喜欢的三个风格来演示这种技术。

演奏范例44：在小调上的巴洛克风格的《小星星》（*Twinkle Twinkle Little Star*）

演奏范例45：四拍而不是三拍的古典风格的《天佑女王》或称《我的祖国》（*God Save the Queen/My Country tis of thee*）

演奏范例46：斯柯特·乔普琳（Scott Joplin）**的拉格泰姆风格的《友谊地久天长》**（*Auld Lang Syne*）

风格即兴演奏作为一种方法，是相对复杂和要求较高的技术。当然，当使用调性比较强的音乐材料时，练习者需要对和声进行和移调有较好的理解并能熟练地运用，并了解和声结构和调性序列。五度循环是很多作曲家常用的手法，同样也可以在风格即兴演奏中使用。但重要的是需记住，风格即兴演奏是利用现有的材料，忠实地保持现有的乐思和音乐元素，同时在音乐的过程中发展创造性的即兴演奏。然而，很多演奏者和练习者可能会发现，风格即兴演奏比即兴演奏对他们的音乐技能（也包括治疗方法）更具有挑战性，因为这同时需要一个人在保持原有风格的同时保持创作音乐的自由。但是，它在临床治疗上的目的和价值是尽可能贴近病人感到最舒服的音乐风格，同时引入有利于病人个性化表达的、富有情感和思想的音乐。从头到尾简单地演奏病人所要求的歌曲或乐曲（或者和病人共同演奏），可能会受到原来歌曲或乐曲的风格、长度和表演的限制，而不能让他们按照自己对音乐的需要，在一个较高水平上充分地表达自己的情感。风格即兴演奏是对现有的音乐或完全自由的即兴演奏的非常好的替代。

第二节　框架即兴演奏

我发现在即兴演奏中，在一些适当的音乐结构中进行音乐的创造能够使病人参与音乐过程，或者能够回应病人的音乐。这个过程是自然发生的，而且非常有益（可能是有意而为之，也可能是无意而为之）。在音乐治疗实践中，当病人不管什么原因而需要一个清晰的音乐框架的时候更是如此。我把这种技术称为"框架即兴演奏（frameworking）"，并把它作为一种特别的音乐治疗临床工具来介绍。框架即兴演奏的方法在临床治疗中具有激励和鼓舞的功能，或者具有等同于稳定化和容纳的功能。本节将解释使用框架即兴演奏的过程并给予示范。不过，这种方法在治疗中的使用是非常个性化而独具风格的，并取决于病人的需要和治疗的流派。正如在音乐治疗的方法和技术中常有的情况一样，框架即兴演奏作为一种干预的方式可以被介绍，但是它的应用还是取决于病人的需要和临床治疗的判断。在音乐治疗的干预过程中，不太可能准确地描述和规定我们应该如何进行操作，特别是在即兴演奏的音乐治疗中。

我对框架即兴演奏的定义是这样的——

框架即兴演奏：为了创造或发展一个特定风格的音乐结构而为一个或一个团体的病人提供一种清晰的即兴演奏的音乐材料的框架（Wigram，2000b）。

这个过程涉及创造一种音乐结构，以允许（或激励）病人发展出更具有表现力和创造性的演奏。

在布鲁夏所描述的64项技术中，他使用了一个"实验（experimenting）"的术语。他对这个术语的解释是"提供一个结构或乐思来引导病人的即兴演奏，并让这个病人探索在这种结构中的可能性"。这是一个较为一般化的定义，而不是专门对音乐的框架即兴演奏的界定。我希望把框架即兴演奏确定为音乐治疗的一个过程，并用音乐的形式加以示范。

框架即兴演奏可以作为音乐治疗中一种指导性或结构性的技术。虽然所提供的框架可以对病人的情绪和情感起到共情的作用，但是它在临床上的基本目的不是为了共情。通常，音乐治疗师或即兴演奏者都有他们自己感到擅长和习惯的音乐风格，所以典型的现象就是人们总是提供一个音乐框架，引导病人在治疗师擅长的音乐框架中创作音乐。

当聆听一位伟大的音乐治疗先驱——保罗·鲁道夫（Paul Nordoff）博士演奏风格的录音时，我们可以清楚地听到他演奏中的音乐风格是怎样的，以及他在与病人一同工作创造音乐时所运用的音乐材料有什么特点。鲁道夫博士为我们提供了大量的针对病人的音乐框架即兴演奏范例，这些范例显然是为了激励和刺激病人的音乐反应而设计的。结果，病人的确更加兴奋，更加热衷于参与治疗师的音乐，演奏变得更加复杂。

我经常在考虑，我们是经过音乐演奏和即兴演奏训练的，而病人中的大部分人确实没有经历过这些训练。因此，如果我们（治疗师和病人）的音乐互动始终保持在纯粹的镜像或匹配水平上，那么病人演奏的音乐的表达性，以及他们的情感和情绪的外化就始终是有限的。我从临床治疗工作中发现，我们所提供的框架即兴演奏并不是过分主导性的，而是鼓励病人并探索其音乐与交流性表达能力的完美技术之一。正如风格即兴演奏一样，框架即兴演奏是针对特定病人的特定目的而使用的，所提供的音乐框架能够帮助病人继续演奏（包括改变和发展），或在力所能及的方式中参与或创作音乐，并发展自己的表达能力。

开始框架即兴演奏的过程和方法涉及数个重要阶段。这并不是要让这个过程完全按部就班，而是要提供一个关于实施阶段的粗略框架，以呈现、发展框架即兴演奏，进而使框架即兴演奏转变或并入（参见第六章——转换）一段新的即兴演奏。

- 仔细地聆听病人的音乐效果，思考什么样的音乐风格结构能够支持对方的音乐，或者说病人在他的音乐中是否已经展现出了某种结构因素。
- 分析病人的音乐风格，考虑可能将其纳入什么样的和声、旋律和节奏的框架。
- 开始建立与病人的音乐匹配。

- 从匹配开始，逐渐地发展出适用的音乐框架。
- 这个时候，想想病人的演奏与你所创造出来的框架之间是否相对和谐？是否能让对方感到他的音乐是这个框架中的一部分？
- 思考病人对于音乐框架的反应是积极的、中性的还是消极的？
- 注意病人是以什么方式开始利用你的音乐框架（或音乐元素）的。
- 当病人使用音乐框架的时候，要注意让自己通过陪伴方法或者根基（保持）方法退回到一个以支持为主的角色中。

技术和风格

第三章所介绍的音乐技术，特别是和弦即兴演奏、旋律对话、调性或无调性结构、不和谐，以及六度和三度的思路、三和弦、和声转位，都是各种类型的框架即兴演奏。可以在框架即兴演奏中应用的音乐风格和类型是非常多样的。如果想对这些音乐元素和结构风格进行一一介绍，需要数百页的篇幅，这会使本章的篇幅大大延长。从古典音乐的历史来讲，音乐风格的发展从早期典型宗教音乐的简单复调音乐（五度、八度的演奏）发展到洛可可和巴洛克时期的复调对位，音乐变得更加具有装饰性了，和声也变得越来越复杂了。音乐形式从简单的两段体和三段体曲式发展到了奏鸣曲式、回旋曲式和主题变奏的曲式。作曲家们采用各具特色的音乐风格，正如我们在前面的风格即兴演奏部分所介绍的那样，这些不同的音乐风格都可以整合到框架即兴演奏中，从而造成一个在海顿、西贝柳斯、德彪西或者布里顿风格中演奏的体验。在音乐治疗中，采用自由即兴演奏的概念意味着我们是采用20世纪音乐的原则，即包括不和谐、无调性，往往缺少传统音乐的形式，以及自发地进行主题框架创作。

使用流行音乐或乡村音乐的风格、特点可能会更加容易操作一些。例如，我们比较容易熟悉埃尔顿·强（Elton John）[1]，他在使用和声以及声乐方面具有独到之处，形成了其特有的风格（例如，使用大量从下属和弦到主和弦的变格终止）。

1　美国著名的摇滚歌星。——译者注

要发展自己演奏摇滚、重金属、布吉乌吉 (boogie woogie)[1]、摇摆乐、布鲁斯、福音歌曲、卡吕普索 (calypso)[2] 或拉格泰姆 (ragtime)[3] 的能力——这些音乐大部分都具有其特有的民族特点——首先便要建立适当的节奏框架，伴随着独有的重音和切分音的风格。它们的和声虽然很不同，但是并不复杂。有时候，和声的选择会被限定在四个或五个和弦之内。通常它们的风格取决于你如何演奏，而不是和声或旋律材料的复杂性。正如巴赫与斯卡拉蒂之间的区别仅在于装饰音和对位上微妙的不同一样，波萨诺瓦舞曲 (bossa nova)[4] 与斗牛士的双步舞曲 (pasodoble) 虽然都属于西班牙风格，但是它们之间还是有重要的区别。

框架即兴演奏是一种非常灵活的模式，任何不同的风格特点都适用。正如前面对其他过程的描述一样，框架即兴演奏可以由治疗师或者病人引入，而当它在持续的演奏中变得死板或固执的时候，就会变得具有强制性，桎梏了病人的音乐发展和治疗的潜力。为了使框架即兴演奏在治疗中产生效果，在引入和应用的时候应该谨慎。

下面将介绍三种框架即兴演奏的范例。这三种框架即兴演奏是基于我所熟悉的三种不同风格，是具有结构性和灵活性潜力的音乐即兴演奏。这些框架即兴演奏的风格除了演奏范例的示范以外，还有谱例的演示。由于即兴演奏的自发性特点，书中提供的谱例与演奏范例并不是完全相同，而是在风格上大致接近，旨在于方法的示范。

1　布鲁斯爵士乐的一种，流行于 20 世纪三四十年代，其特点为左手持续不断地弹奏节奏鲜明的固定低音，右手演奏即兴的旋律，4/4 节拍，始终以十二个小节为一个乐段。——译者注

2　一种很受欢迎的来自加勒比海千里达岛上土著人的歌曲。——译者注

3　美国非裔人的舞蹈音乐，它与布鲁斯的旋律混合便形成了后来的爵士乐。——译者注

4　一种带有爵士乐风格的西班牙音乐，20 世纪 50 年代中期传入美国后大受欢迎，后来该音乐风格波及加拿大、欧洲等地。——译者注

第三节 爵士乐的框架即兴演奏

第一个范例是使用爵士乐风格作为病人音乐的框架。在治疗层面上，其背后的原理是，他可能对一些有不同的精神障碍或社会问题的个体具有针对性。就我自己与孤独症和阿斯伯格综合征病人工作的临床经验而言，病人的基本需要是一个让其感到安全的稳定结构。在这个结构中，他们可以展示自己在交流和创造性方面的潜能。爵士乐的框架可以提供这种安全的结构，同时允许在这种结构中进行创造性的即兴演奏。在第一个框架即兴演奏的范例中，我将3～4个不同的风格融合在一起：

- 行进的低音（无调性的）；
- 行进的低音加上切分节奏的和弦结构（无调性的）；
- 行进的低音加上和弦结构，再加上爵士乐的旋律（无调性的）；
- 行进的低音加上和弦（调性的）；
- 行进的低音加上和弦，再加上旋律（调性的）。

图5.2中的谱例提供了示范：开始是一个无调性行进的低音，然后加入无调性的和弦结构（适用于使用比较宽广空间的"开放和弦"），然后出现无调性的旋律点缀。行进低音倾向于级进，但是有时偶尔也跳进。出于练习的目的，要注意保证行进低音的速度（节奏）保持平稳和稳定，不要太快。和弦的使用还要开放性的分布，不要密集，而且几乎从来不在正拍或半拍上。无论是无调性的还是调性的即兴演奏，一个黄金规则就是要重复乐思、序列、乐句，以保证音乐材料具有一定的方向性和熟知性。

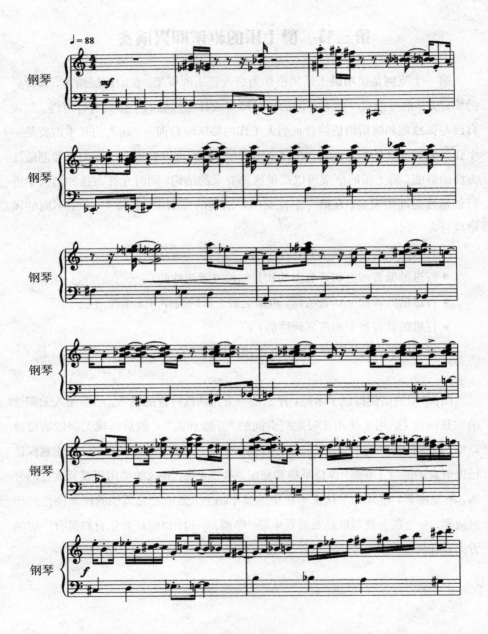

图5.2　框架即兴演奏：无调性行进低音伴有和弦与旋律

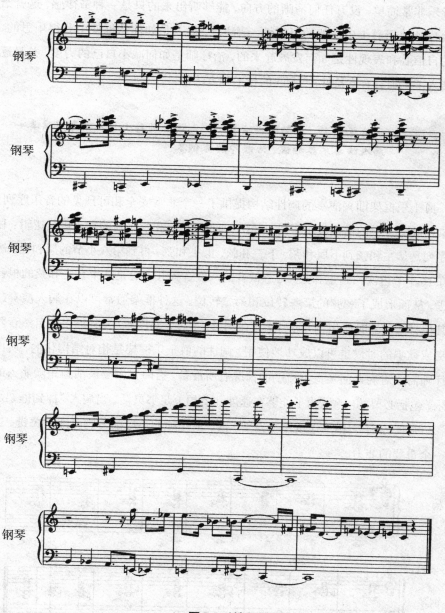

图 5.2（续）

演奏范例47展示了提供爵士乐框架的意图。病人在钹和木琴上开始演奏，他的音乐非常简单，没有任何清晰的方向，能够听出来的只是一种节律感，这就给了治疗师使用爵士乐框架的可能性。请注意，病人是如何从框架中获得乐思的，他的自信心和表现性是如何发展起来的，治疗师是如何减小自己的力度，并且逐渐转入了更加具有支持性（伴随）的技术和方法的。

演奏范例47：框架即兴演奏——无调性的爵士乐框架即兴演奏——病人演奏木琴和钹，治疗师演奏钢琴

爵士乐框架即兴演奏的调性结构提供了一个非常安全和可预见的音乐序列。图5.3和图5.4中的谱例展示了爵士乐的一种16小节和弦序列的和声进行逻辑：和弦序列是从主和弦到下属和弦、下三和弦、上主和弦，再到第八小节的属和弦，然后在16小节再次回到主和弦。留意低音的八度音程并不总是结束在主和弦的根音上去，从而形成了和弦的第一转位和第二转位。这种框架通常可以在病人演奏鼓或其他打击乐器时使用，同时当病人在钢琴、木琴、钢片琴、马林巴上用自然音阶演奏或歌唱的时候也可以成功地使用。调性的爵士乐框架是相对结构化的，所以治疗师需要对病人演奏得不流畅的情况有所准备，有时候需要灵活地跟随病人的音乐，包括必要的停顿。为了能够在速度和节拍上足够灵活，当病人"掉到框架之外"（例如，少了一拍或速度不稳定等）时，治疗师的适应能力则会非常关键，这是一个重要的能力。

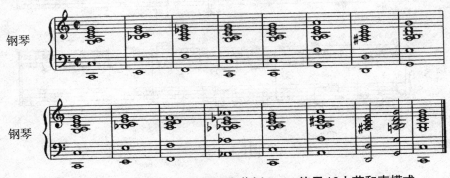

图5.3　调性的爵士乐框架即兴演奏范例1——使用16小节和声模式

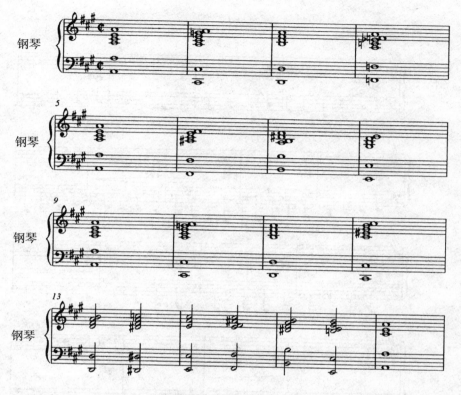

图5.4　调性的爵士越框架即兴演奏范例2——使用16小节和声模式

　　图5.5中的谱例展示了在调性框架中使用行进低音的一个例子。在这里，行进低音的运动方向要严格地跟随和声结构。为了保持在爵士乐的和声框架中，行进低音很少有大跳的进行。

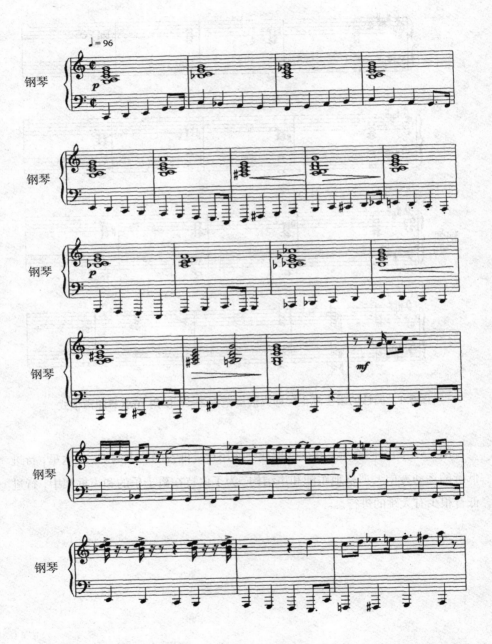

图5.5　调性的爵士乐框架即兴演奏范例3——16小节和声模式伴随行进低音

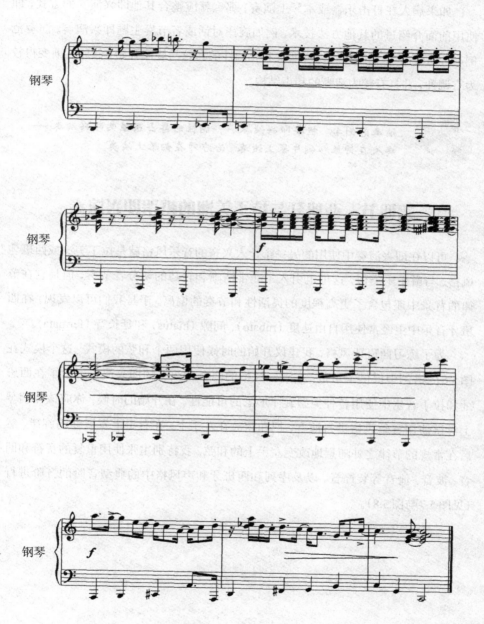

图 5.5（续）

如果病人在打击乐器或木琴上演奏，那么就应整合其他即兴演奏的方式，即使用前面介绍过的其他方法技术，例如旋律对话或者节奏主题即兴演奏。演奏范例48演示的是从无调性的行进低音和无调性的和弦与旋律开始，然后逐渐变得较为有调性，并具有较为清晰的和声结构。

演奏范例48：框架即兴演奏——调性的爵士乐框架即兴演奏——病人在钟琴和钢片琴上演奏，治疗师在钢琴上演奏

第四节　西班牙与拉丁美洲的框架即兴演奏

可以在即兴演奏中使用的另一个让人兴奋的音乐风格就是拉丁美洲或西班牙风格。与爵士乐类似，这里也引入了非常清晰和轻巧的切分音节奏，但是它在节律的背景中还包含了更高程度的灵活性和节奏的偏离。于是我们可以发现，在西班牙音乐中更经常使用自由速度（rubato）、间隙（hiatus）和延长音（fermata）。

为了练习西班牙风格，我建议开始的时候使用两个和弦的模式。这个模式在图5.6的谱例中提供了示范：在宣叙风格的两个和弦上的即兴演奏展示了在西班牙和拉丁音乐中使用各种类型旋律形象的可能性。在开始的时候，你应该在钢琴上尝试使用宣叙风格进行演奏，把和弦放在左手上，在右手上发展你的旋律，然后在常规的节律之外随意地改变左手上的和弦。我特别主张使用重复的音符和回音、波音、倚音等装饰音，以及序列和西班牙和声风格中的典型音阶的音阶进行（见图5.7与图5.8）。

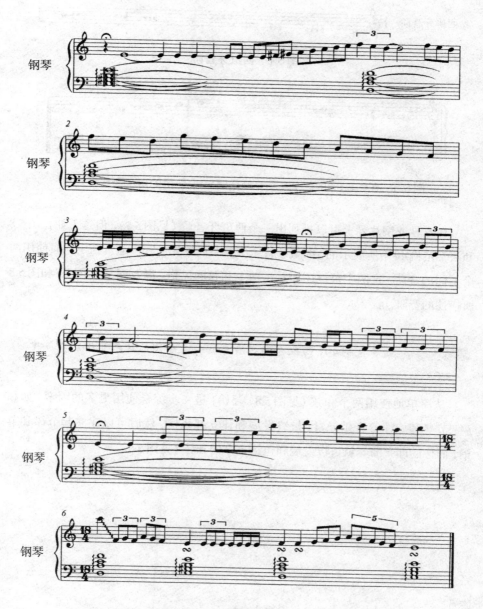

图5.6　两个和弦的西班牙即兴演奏——宣叙风格

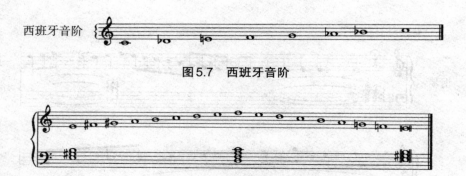

图5.7　西班牙音阶

图5.8　在图5.6和图5.7以及演奏范例50中使用的两个西班牙音阶

在木琴或钢片琴上可以排列出一个西班牙音阶（见图5.7），但是正如在图5.8和演奏范例49中所展示的，西班牙音乐中复杂而迷人的和声通常在于同时使用两个不同的音阶。这两个范例还展示了两个和弦的风格，以及图5.6、图5.7和图5.8所描述的音阶。

演奏范例49：西班牙即兴演奏——宣叙调的从无节律到有节律

从简单地使用两个和弦（见图5.8）开始，进一步综合使用更多的因素，如和声、节奏和旋律等音乐元素，最终发展和建立起风格。然后可以建立起节律和节拍，而你的即兴演奏就可以发展和包括更多的和弦（见图5.9）。

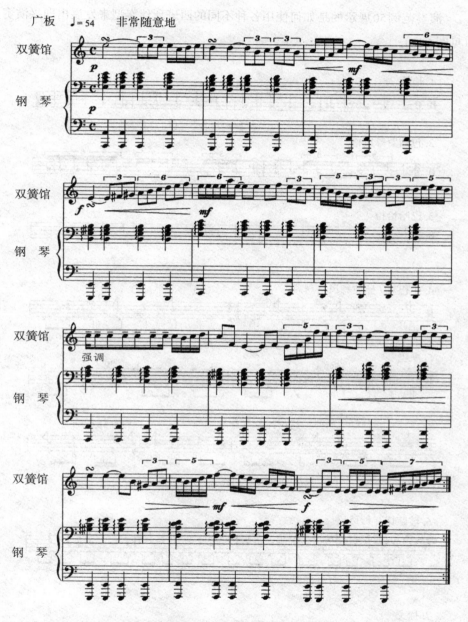

图5.9　西班牙即兴演奏——包括速度、节拍和更多的和弦

演奏范例50展示的是如何使用各种不同的西班牙伴奏型来发展出即兴演奏（见图5.10）。

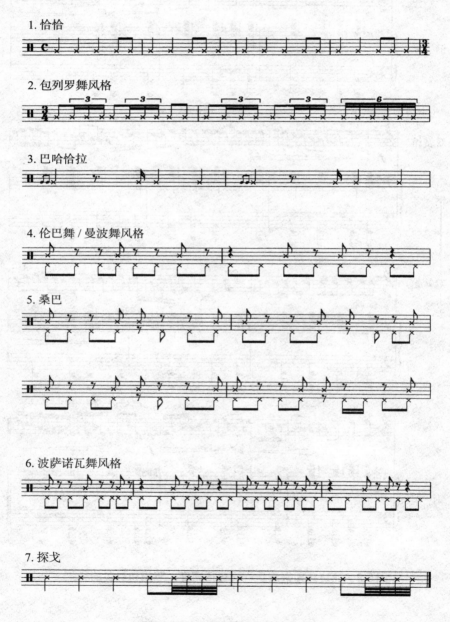

图5.10　一些西班牙节奏型

在西班牙风格中，重要的是要注意跨越小节线上的和声与旋律圆滑地演奏，这样会增强切分音的感觉，而这种方式在西班牙音乐中是最典型的。旋律的力量主要来自西班牙风格的装饰音的演奏。演奏范例50展示了病人在康加鼓上的简单演奏，同时治疗师提供西班牙风格的旋律和节奏框架。

演奏范例50：速度和节拍的西班牙即兴演奏——病人演奏康加鼓，治疗师演奏钢琴

第五节　调式框架即兴演奏

我选择在这里介绍的第三种风格的框架即兴演奏展示了使用框架的调式类型。在这种类型中，我有意识地弱化了节奏因素的影响。在图5.12的谱例中，一位病人在钢片琴上随意地演奏，而治疗师运用的框架只是有意识地提供一个没有任何节奏型结构的和声基础。图5.11提供了三个具体的音阶模式：多里亚调式、伊奥尼亚调式（大调）和爱奥利亚调式，以及两种五声调式。五声音阶也是一个在即兴演奏中很有用的调式模式。

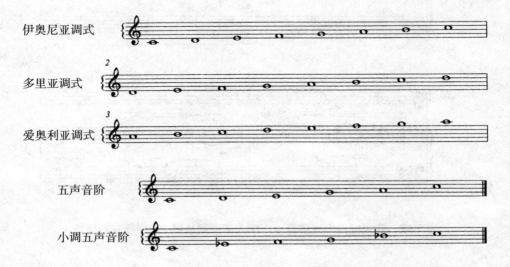

图5.11　多里亚调式、伊奥尼亚调式（大调）和爱奥利亚调式，以及两种五声调式

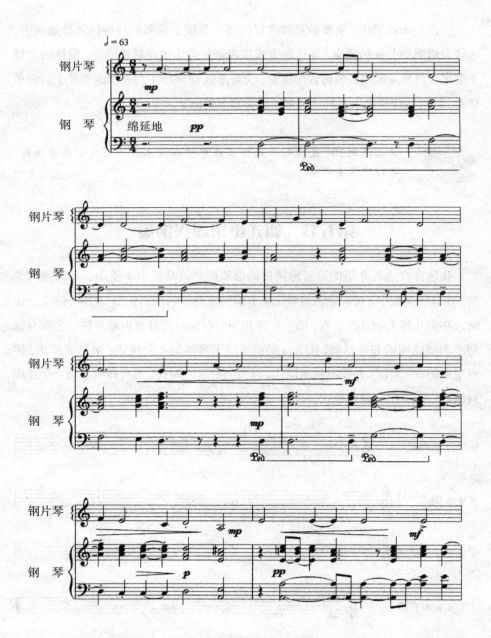

图5.12　调式框架即兴演奏——病人演奏钢片琴，治疗师演奏钢琴

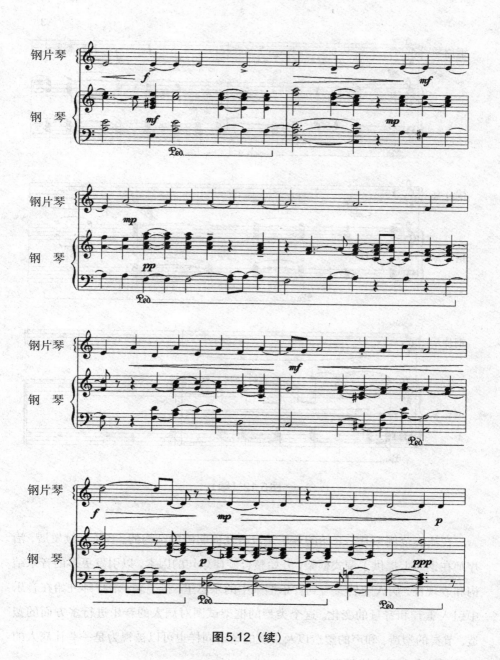

图 5.12（续）

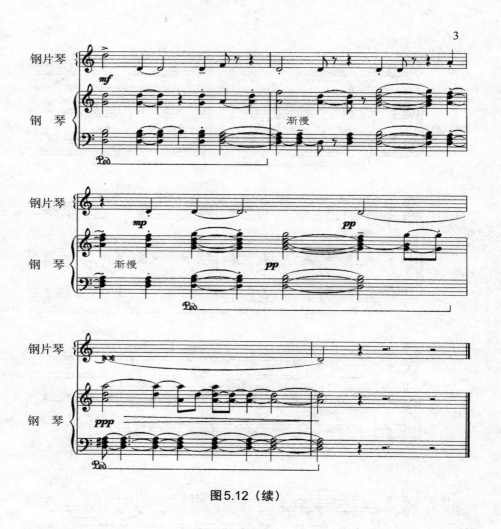

图5.12（续）

　　在演奏范例51中，开始的音乐是没有任何明确的结构的。音乐继续发展，治疗师在钢琴上提供了调式框架，开始整合旋律乐句的因素，以引发更多的音乐结构和表现性。病人随后参与到音乐框架中的乐思里。接下来，治疗师开始在音乐中引入重音和音量的变化。这个类型的框架试图对病人的音乐进行多方面的塑造。节奏的塑造、和声的塑造以及力度的塑造同样也可以被视为是一些让病人的音乐更具有表现力的塑造方法。

演奏范例51：调式框架即兴演奏——病人演奏钢片琴，治疗师演奏钢琴

第六节　总结

我再次强调，框架即兴演奏（也包括风格即兴演奏）可以被作为引导性和结构性的音乐治疗方法，为病人提供了强有力的引导（甚至也可能提示他们以某种特定的方式来演奏）。最重要的是要记住，框架即兴演奏是为了让病人在治疗师提供的框架中整合和发展自己的音乐。由于各种原因，你可能会体验到病人对框架的阻抗，病人甚至可能在音乐上激烈地抗拒框架。这时候治疗师应该考虑放弃一个框架，并在尝试提供另一个新的框架之前给病人留出一些空间。当然，病人也可能不理解音乐的框架或不对其做出反应，或者框架也可能会给病人带来压力。

但关键在于，之所以要提供框架是为了激励病人的音乐创造性。当他们开始运用自己的创造性和潜力的时候，治疗师要记得退后，更多地转变为支持性的、伴随的角色，并为自己由于使用了框架即兴演奏的干预方法而接触到病人的某些重要潜能而欢欣鼓舞。

就个人而言，我发现这是一个非常有用的与病人一起工作的方法，虽然有时候在音乐材料的使用上比较受限，甚至可能会因为总在重复而感到单调无趣。严重的学习障碍、抑郁症或者总以特定方式重复演奏的人都可以在更具有审美满足感的音乐框架结构中，更加积极地参与其中，且更具创造力。最后的例子（见图5.13）是我家里最年轻的成员——我的儿子——新近创作的，听起来有些像肖邦的《雨滴》前奏曲（Opus 28，No 15）中乐思的音乐——一个简单的重复的音符。我创作了一个没有节拍的框架来把他所创作的音乐（一个重复的音符）纳入其中，然后创造了一个在旋律上与这个不断重复的音符相吻合的和声结构。当这个不断重复的音符持续不变的时候，建立起来的框架能将之包裹，并将它置于一个结构之中。

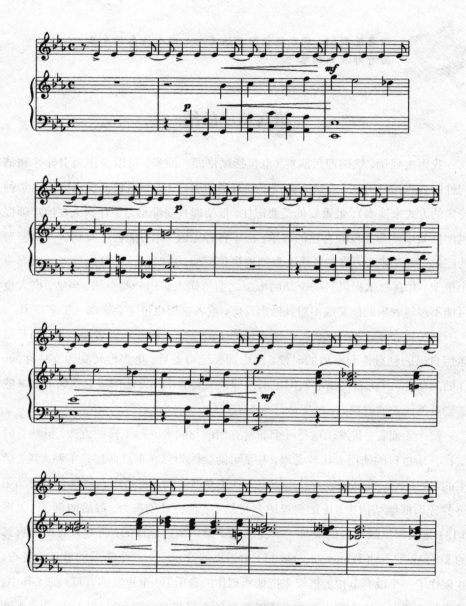

图5.13　为一个音符的即兴演奏建立的调性框架即兴演奏

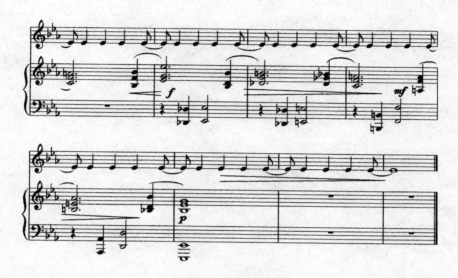

图 5.13（续）

第六章

即兴演奏和治疗中的转变技术

在我所发展出来的临床即兴演奏技术中，转变技术及其应用可能是最为有用而重要的了。音乐很少是保持不变的，它需要转变、发展以及改变。无论音乐材料转变的时间是持续2秒还是5分钟，我都称之为"转变"。在有音乐的参与活动中，病人音乐的转变和发展过程都是音乐治疗关系中的关键环节，特别是在象征性意义的层面上更是如此。在本章里，我将详细地介绍不同风格的转变技术，并举例和示范它们是如何发生的，以及哪些因素可能会被保留。

布鲁夏对转变的描述是："让病人在即兴演奏中找到从一种音乐的属性或情绪转向另一种属性或情绪的各种方式"（Bruscia，1987）。在谈到如何在临床即兴演奏的创造过程和治疗过程中使用和确定转变技术时，我将布鲁夏的上述定义予以扩大，并延伸到更加广泛的应用领域。转变可以是细微的，也可以是外显的；可以很长，也可以很短；可以是渐进的，也可以是强势的。事实上，在很多转变的情况中，音乐技术和治疗方法都是相互补充的。

在舞台上表演即兴演奏的音乐家和在临床上进行音乐即兴演奏的音乐治疗师都会遇到一个共同的现象，那就是他们的音乐很容易变得在不断重复，无法改变，以至于出现停滞和陷进去出不来的情况。这种现象都可能导致病人或治疗师的即兴演奏过程陷入一个"音乐的循环圈里"。这种现象在一些病人身上会特别常见（例如抑郁症病人、焦虑症病人和孤独症病人等），病态的症状同样会导致他们在日常生活中出现行为模式无法改变的现象。无论在音乐创作还是音乐治疗的过程中，转变技术都是对缺乏改变和运动的"解毒药"。

第一节　转变技术的定义

转变：治疗师和病人的音乐从一种框架结构转向另一个新的框架结构的过程（Wigram，2001）。

还有一些元素可以附加到这个定义中来作为补充：

病人或治疗师改变了音乐中的一个或一些元素，从而改变了音乐的动力，促进了音乐的运动，而且双方在音乐演奏过程中共同参与了这种改变。这种改变可以象征或者促进病人的个人生活以及治疗进程中的改变和发展。（Wigram，2001）

音乐的框架即兴演奏这个术语在这里与在第五章第二节所定义的有一些区别。在第五章第二节，我介绍的是治疗师如何引入一个特定的风格框架即兴演奏。而在这里，病人与治疗师或其他病人共同进行的创造性音乐包括了各种不同的音乐元素和结构，而这些元素和结构都可以被看成是一种音乐的框架即兴演奏。这些音乐元素或音乐框架的任何改变都会导致新的音乐框架的产生。

转变可以是简单的，即一个小的音乐形态的转变过程（我把这种转变在稍后描述为一种特定的转变方式——诱导转变）。在学生学习即兴演奏技术的时候，或者当音乐治疗师在临床治疗过程中使用即兴演奏的时候，如果仔细地聆听，你可能会对其中一个小小改变留下深刻的印象，如音乐力度、节奏或调性等。事实上，音乐很容易陷入一个如同"轨道"或让人看起来似乎是无法改变的模式。我把这种改变称为"简单转变"，在这种情况下，音乐的运动发展仅仅是由于对音乐材料中某些细微的部分进行了改变或控制，而其他音乐部分则保持了原来的方式。我在表6.1中列举了一些常用的"简单转变"技术。

表6.1　简单转变

音乐动力		
无重音	——	重音
断音	——	连音
大音量	——	小音量
厚重的织体	——	轻薄的织体
高音区	——	低音区
形成乐句	——	连绵旋律
节奏和速度		
慢	——	快
无节律	——	有节律
四拍	——	三拍
节奏稳定	——	节奏混乱
调性、旋律和声		
级进的旋律	——	大跳的旋律
调性的	——	无调性的
调性的	——	不谐和的
大调	——	小调
五声音阶	——	自然音阶

发展自己的简单转换技术其实并不是难事，而是一件很有乐趣的事情。

练　习

选择一个自己喜欢的音乐选段，先按照原来应该有的风格演奏，然后按照在表6.1所列举的，在音乐中引入动力的、速度的或调性的单因素改变。

练　习

在钢琴黑键上进行4/4节拍的五声音阶风格的即兴演奏（在每四拍施加一个重音）。然后，减弱重音直到变成几乎没有重音、没有节拍的音乐风格，然后在每三拍引入一个重音，重新建立起一个华尔兹风格的音乐。在华尔兹（3/4）与四拍节拍（2/4或4/4）的风格之间交替演奏你所创造的音乐。

练　习

运用我们在第三章介绍的一些基本即兴演奏的技术，例如在钢琴的白键上开始一个调性旋律的对话，然后尝试通过简单转变进行一个在速度、节奏、音乐动力或调性上的简单改变。

练　习

邀请一个同伴和你一起练习。要求你的同伴先开始演奏，而你则开始使用匹配技术跟随他的音乐。然后运用与前面相同的方式开始一个简单的过渡。

前面是一些形成简单转变，让音乐从风格A逐渐地转变为风格B的基本方法。不过，我还发现了一些具体、实用的转变技术，后来在我的临床治疗和研究工作中加以明确定义。它们是：

- 诱导转变（seductive transitions）；
- 迷失转变（limbo transitions）；
- 叠加转变（overlap transitions）。

这些方法将在下面的三个部分加以介绍，同时我还会提供一些练习和演奏范例加以演示。

第二节　诱导转变

这个方法在本质上讲是从简单转变的思路上延伸过来的，因为它也涉及音乐材料的小改变，所以这也是一个值得学习的最实用的方法之一。诱导转变（这里"诱导"意味着既可以由治疗师进行操控，也可以由病人进行操控）意味着一个非常柔和的、细微的转变过程。我对诱导转变的定义是这样的——

诱导转变：以如此柔和、渐进的方式从一个演奏风格演变为另一个风格，以至于无论是治疗师还是病人都无法准确地说出演奏风格是如何或是在什么时候转变的。

这看起来很像我们在染料商店里常见的颜色图谱一样，例如灰色的图谱从非常深暗的灰色一路转变到非常浅亮的灰色的色谱（图6.1）。这样的转变通常都不会是突然和戏剧性的。

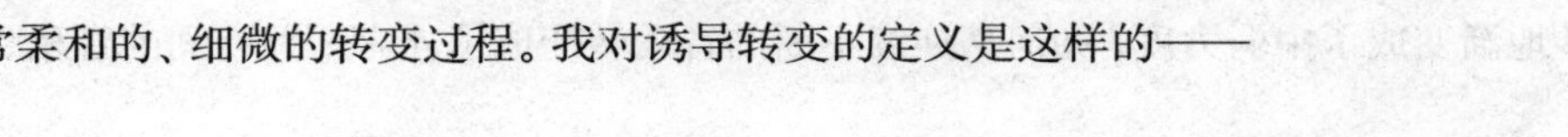

图6.1　图谱：从深到浅

因此，从慢到非常慢、从弱到非常弱、从没有重音到轻微的重音，都是诱导转变很好的例子。在实践中，改变通常都出现在一种音乐材料状态的改变，而其他音乐材料状态则继续保持不变。这是从一个音乐风格隐蔽而谨慎地向另一个音乐风格转变的最有效方法。

特别是在病人对改变具有强烈阻抗的情况下（例如，孤独症病人或有神经性焦虑的病人），或者当音乐家对在音乐中做出突然或戏剧性的改变感到犹豫不决的时候，使用这种方法非常有效。一旦新的音乐风格得以形成，重要的是要有一段时间的稳定。即使音乐的改变相对微小或有限也是如此。

诱导转变最有效的方式是让人无法具体地确定改变是在整个过程的什么地方出现的，所以，任何在音乐过程中导入的改变都需要非常细微和缓慢。否则音乐中传达出来的意图就会过于明显，甚至可能是强迫性的。

演奏范例52展示了病人和治疗师共同创作的音乐如何从中强力度柔和而微妙地渐变成了中弱力度，如何从连续不断的音乐转变成了伴有一些空间的音乐。

演奏范例52：诱导转变——病人演奏康加鼓，治疗师演奏中国木鱼

在这种方式的转变中，重要的是要防止演奏过程中出现戏剧性或过快的变化。事实上，当在和一些对于改变表现得非常阻抗或过于敏感的病人一起工作的时候，我很注意要经过一系列的诱导转变，在进行到下一个逐渐转变的过程之前，总是要在新的演奏风格上稳定一段时间。我从凯特·海文纳（Kate Hevener）的"情绪轮（mood wheel）"（Hevener，1936）理论中了解到，从悲惨的情绪转变为快乐的情绪注定是不协调而粗线条的改变。相反，我们应该按照情绪轮的方向来改变：从悲惨到忧伤，从忧伤到伤感，从伤感到抒情，从抒情到诙谐，最后从诙谐到快乐。诱导转变的方法在需要的时候应该谨慎小心地一步步向治疗性的改变接近。

练习

开始一段两个和弦的即兴演奏，旋律在右手，然后导入一个从有节律到没有节律的非常缓慢的转变。实际上，这是一种非常困难的转变之一，因为音乐一旦建立起了节律，这时候再想要丢掉节律将是异常困难的。在这一点上，特别是当你注意到一个人各种躯体行为的状态是与节律联系在一起的时候更是如此。即使他们的身体没有节律地运动，也仍然可能持续地在头脑中感受到这种节律。但是，请尝试一个对节律进行扰乱和破坏的逐渐转变过程，把音乐引向更加无节律风格的演奏。

如果是与一个同伴一起进行共同体验，这些练习的效果会更好，因为这有助于双方一起体验这种互动的效果和出现的微妙转变，以及双方配合或抗拒的过程。

练习

尝试使用一种你感到容易和熟练的、没有任何技术困难的即兴演奏技术，例如在钢琴的黑键上进行一段五声音阶的即兴演奏，然后引入下面的小变化：

- 力度从中强到弱；
- 从旋律性的音乐到和弦的音乐；
- 从非乐句性的音乐到乐句性的音乐（旋律有空间的）。

第三节　迷失转变

第二种转变的技术我把它命名为迷失（limbo）转变，因为这一转变过程包括要进入一种音乐性"迷失状态"。在字典中，"limbo"一词的意思是："在两端之间的一个不清晰的中间地带或状态"（*Collins English Dictionary*, 1993）。当然还有其他的解释，但是这个定义是我在描述迷失转变时所使用的定义。

因此，我把迷失转变定义为——

迷失转变：通过一个没有明确的音乐方向、意图或目标的"迷失状态"，音乐从一种风格转变为另一种风格。

关于迷失状态的体验是一个时刻或一段时间的"等待"，等待看病人下一步想干什么，或者等待看治疗师下一步能做什么。它是一个空间，甚至可能是一个真空状态，接下来任何事情都可能发生，或者什么也不会发生。这时候可能会有一种张力的紧张、期待、困惑、迷失、缺乏压力或需求、浮动，甚至是什么都不想、什么都感觉不到的感觉。

音乐的"迷失状态"是由于使用了转变的、重复和简单的音乐材料所造成的，诸如：

- 一个重复的音符；
- 一个重复的和弦；
- 一个持续的单音或和弦；
- 一个重复的旋律片段；
- 一个摇摆的八度音程；
- 一个简单的、似乎是循环的音符序列。

图 6.2、图 6.3 和图 6.4 提供了迷失转变的音乐材料的谱例。在谱例中，我包括了迷失部分之前和之后的音乐，以便让读者看清楚迷失转变出现的前后关系。

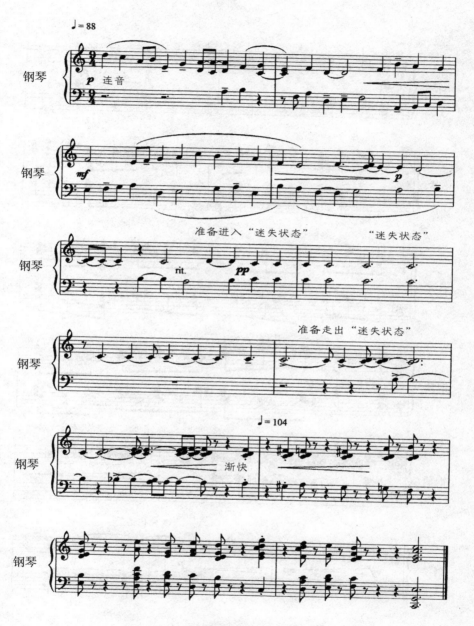

图6.2　重复音乐的迷失状态

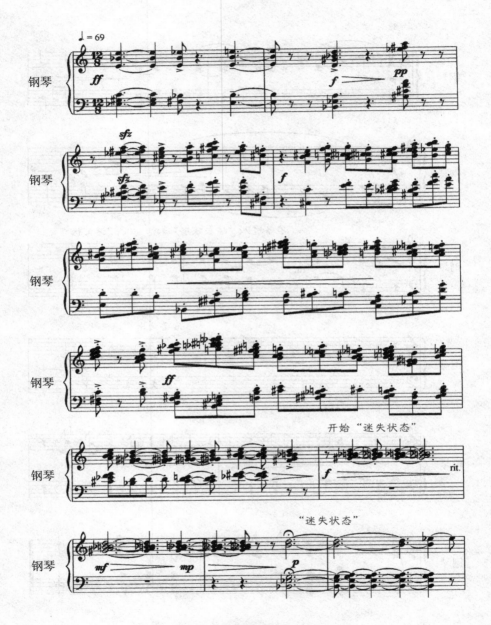

图6.3　保持和弦与单音的迷失转变

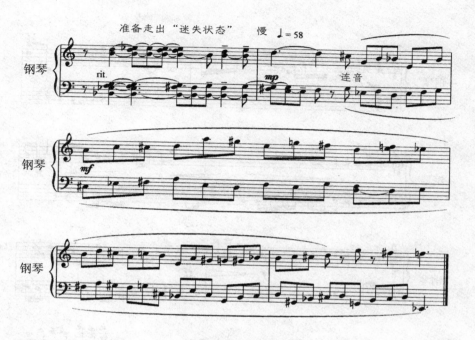

图6.3（续）

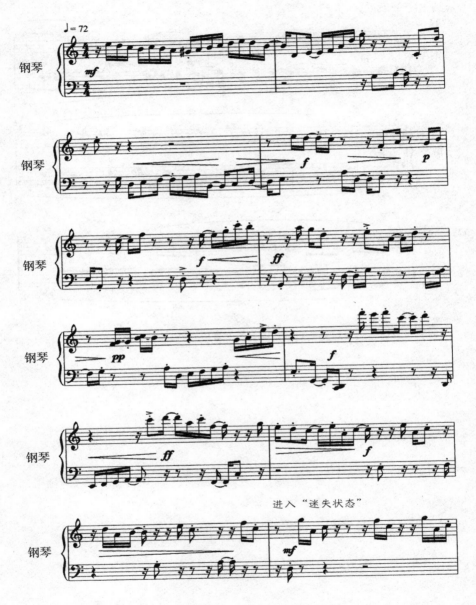

图6.4　重复的旋律片段的迷失转变

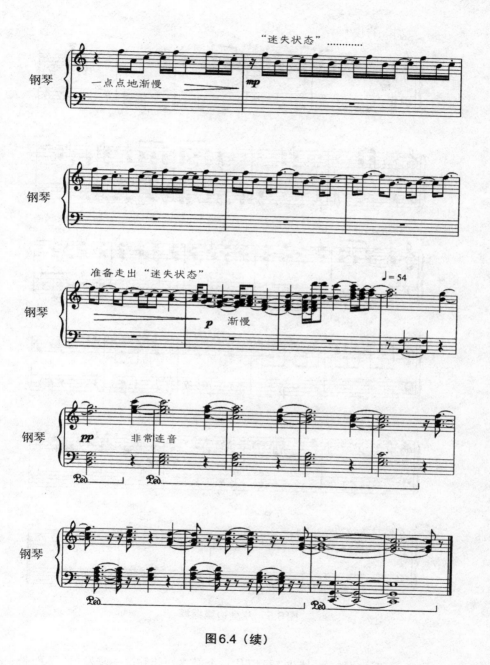

图6.4（续）

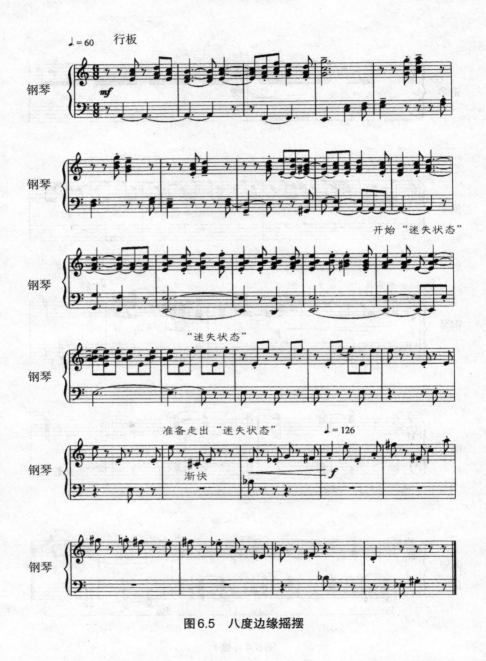

图6.5　八度边缘摇摆

　　一段音乐和治疗性的"迷失"可以从一个形式开始并进一步发展。下面是一些如何进入和走出迷失状态的指南。

- 迷失状态可以是由治疗师，也可以是由病人主动发起；

- 迷失状态可以持续5分钟，也可以持续5秒；

- 迷失状态唯一也是最重要的特质就是让人感到音乐失去了方向，不知道该去哪里；

- 迷失状态可以不给病人任何要寻找新方向的明显信号，或非语言的姿态信息；

- 迷失状态的音乐材料可以来自前面的即兴演奏材料；

- 迷失状态的音乐材料可以与前面的即兴演奏材料毫无关系，而仅仅是一个音乐的策略；

- 可以逐渐地引入一个新的音乐方向（一个在病人或治疗师的演奏中出现的新乐思信号）；

- 可以是由于出现一段空白空间，所以突然引入一个完整的新音乐材料；

- 病人可以选择回到刚才离开的音乐演奏风格；

- 整个即兴演奏也可能就此结束。

演奏范例53提供了一个造成迷失方向感觉的迷失转变范例，其中的音乐材料非常清楚，随后逐渐引入一个新的音乐方向。在开始的时候，音乐是有节律和节奏的，是有调性和节拍感的。随后，两位演奏者进入一个由一两个音符形成的迷失状态，失去了节律感，而且音乐中出现了较多的空间。开始时，新的音乐方向听起来好像一段无调性的对话，随意、无调性的交流，没有节律或节拍，并伴有重音的断奏音符。

 演奏范例53：迷失转变——病人演奏木琴，治疗师演奏钢琴

在很多情况下，音乐即兴演奏的迷失转变并不一定需要病人或者治疗师进入"新的音乐"才算有结果。常常出现的情况是：病人宁愿选择回到刚才离开的那个音乐风格，或者选择一个熟悉的演奏方式来获得安全感，而不是参与到新音乐材料所带来的未知风险中。在这种情况下，一个转变虽然被引入了，但是一个"再现部"又出现了。

即兴演奏也可以是结束在一段迷失状态中。当演奏过程进入一个治疗性的迷失状态时，我们并不期待或要求病人与治疗师一定要找到某个出路或新方向。一段即兴演奏完全可以"以失败告终"……这可能恰恰就是治疗过程中的一个重要或关键的时刻。

你可以通过很多不同的方式来练习迷失转变。再次强调，最有效的练习方式是邀请一个同伴来和你一起演奏，把他带入一个迷失状态中，然后练习找到新的方向。前面章节中的很多练习都可以拿到这里来使用，把它们与迷失转变结合起来。

练　习

为了练习使用迷失转变这一技术，这里有一个让你运用前面所提供的指南的练习。它可以作为一种有着多样化风格和迷失状态的素材与新音乐的模式，也可以是学习如何在没有为新音乐风格进行事先计划而进入迷失状态的很不错的练习。

步骤1：确定一个你想使用的演奏风格，诸如在右手上演奏无调性、有节律的旋律，左手演奏和弦。

步骤2：选择一个与前面音乐风格不同的音乐旋律，例如使用连音的、有调性的、在白键上的旋律对话。

步骤3：选择一个前面提到的迷失状态的音乐素材。

步骤4：从第一个音乐风格开始练习，然后进入迷失状态，进而导入（可以是突然地，也可以是逐渐地）第二个音乐风格。

临床应用

迷失转变在临床治疗工作中非常有用。它提供了一个让治疗师和病人来想一想"我们在哪里"和"我们应该去哪里"所必要的思考时间。特别是在演奏有节律、有结构的音乐时（例如框架即兴演奏），迷失状态可以非常有效地产生一个思考"现在正发生了什么"的空间，让我们从"外部观察者"的视角来审视治疗师和病人之间发生了什么以及治疗的进程。我发现自己经常在临床治疗中使用这种方式的转变技术，即使迷失状态仅仅持续10秒也乐此不疲。我们可以有意识地让它成为一段既属于音乐又具有治疗性的"原地踏步时间"。

迷失转变的另一个重要价值就是，它不仅仅是一个失去方向的地方，而且可能是一个失去控制感的地方。当然，迷失状态也仍然可以是有节奏的（如果节奏型和律动还在持续），但他们也可以是没有节律的，或者节奏是有限的、非常有调性或和声非常模糊的。在这种情况下，迷失状态更多的是一个空白的音乐空间，起到了通往新音乐空间的转变和连接作用。我们应该认识到，古典作曲家都是这种迷失转变技术的高手。我在下面举出了一些著名的例子。

1. 路德维希·范·贝多芬：《第五钢琴协奏曲》第二乐章到第三乐章。慢乐章结尾的最后四小节，首先是由巴松演奏的一个长音，然后法国号进入，此时钢琴缓慢地开始（在结尾的前两小节）引入最后一个乐章的主题，随后开始强烈的演奏部分。

2. 马克斯·布鲁赫：《第一小提琴协奏曲》第一乐章到第二乐章。在第一乐章的结尾处，管弦乐队慢慢地从高潮部分退去，逐渐缓慢和变弱，直到只有弦乐器保持的一个 ♭B 的音符，把我们引入浪漫抒情的第二乐章。

3. 爱德华·埃尔加：《谜语变奏曲》（*Enigma Variations*）——在第八和第九变奏《尼姆罗德》（*Nimrod*）之间的连接部。同样，当第九变奏进入的时候，弦乐器停在了一个缓慢的保持音上，从 G 大调主和弦的和弦外音美妙地转变到降三度（♭E 大调）和弦上，引入了一个新的主题。

4. 弗朗兹·舒伯特：《未完成（第九）交响乐》第一乐章。在这里，第38小节处是一个从第一主题到第二主题巧妙的小转变——一个巴松和法国号的

　　单音将两个主题连接起来。而在第42小节处，单簧管和中提琴引入了一个
　　反复的伴奏形象，提供了过渡和新主题的框架结构。

5. 赛扎尔·弗朗克：《D 大调交响乐》第一乐章。弗朗克在结尾处（第460—
　　472小节）使用了一个很小的迷失转变。在这里，音乐转慢，失去了方向并
　　停顿下来，主部主题的小片段反复并渐慢，直到完全停下来（第472小节），
　　然后快速地渐强（第473小节），把音乐推向了高潮。

6. 埃克托尔·柏辽兹：《幻想交响曲》（*Symphonie Fantastique*）"女巫安息日
　　夜会之梦"。开始时的小广板与快板之间的转变部分（第63—112小节），
　　以两拍为主，但是长笛和双簧管以及随后法国号演奏的 C 音的连续三连音
　　造成了很大的紧张度。

第四节　叠加转变

　　我所定义的第三种转变方法是我根据临床经验提炼出来的，它是指治疗师把
音乐元素一个一个地叠加入演奏中。这种方法对于治疗师和病人来说都是很实用
的技术。因为它是以一种非常清晰的方式、在现有的演奏方式中引入了全新风格
的乐思。因此，叠加转变是逐步将音乐材料叠加起来的。我的定义如下——

　　叠加转变：**在保持原有音乐风格的情况下，新的音乐元素导入而造成一种演
奏风格向另一种演奏风格演变。在这里，音乐材料是叠加起来的。**

　　使其中一个音乐元素有所变化使我们既可以前进也有余地后退，而且这种变
化可以由治疗师引起，也可以由病人引起。数个音乐元素发生改变就会让音乐从
一种风格转变到另外一种风格。

　　表6.2是一个关于叠加转变如何进行的例子。这个例子展示出了音乐材料是
如何由一段五声音阶、没有任何节律且柔和（连音）的音乐转变为无调性、有节
律和断音的音乐的。其他的音乐元素可能也会随之改变，但是改变并不很明确。
我们可以清楚地看到，从音乐开始到最后阶段，二者的音乐风格有着显著区别。

表6.2 叠加转变的合成：单独的音乐元素的连续改变

音乐风格 A			音乐风格 B
开始	叠加的第一阶段	第二阶段	最后阶段
五声音阶	五声音阶	无调性	无调性
无节律	无节律	无节律	有节律
连音	断音	断音	断音

但是，如果我们从音乐A（五声音阶、连音、无节律）直接跳到音乐B（无调性、有节律、断音），这样的转变会非常剧烈。如果治疗师引入的音乐元素的改变被病人拒绝，或者说音乐的改变让人感到不合适或不协调，则治疗师就可以回到前面一个阶段，尝试改变其他的音乐元素。例如在上面的这个例子中所展示的，如果在第一阶段中引入断音的演奏后，病人对此没有反应，或者这种演奏看起来对他实际上是有困扰的，治疗师就可以很容易地退回来，为导入下一个新的改变做准备。这种让自己能够回到原来音乐风格上的思路对于下列情况是很重要的：

- 病人对于改变有明显的不自在；
- 病人看起来对改变没有表示、没有听到或不能理解；
- 治疗师感到新的乐思实际上并不合适或协调（尝试了一个好的想法，但是行不通或者发现是个错误）；
- 治疗师感到病人对这种改变尚未准备好，需要尝试其他的可能性。

叠加的思路是指在原来的音乐材料持续的情况下引进一个新的音乐元素。有一个很有意思的例子就是左手在钢琴的低音区持续地演奏一段有柔和和弦的、连音的音乐，然后在左手和弦持续的情况下在右手上引入一个断音的旋律。

为了让这个方法更加具有可操作性，我通常会在开始的时候认真地聆听病人所演奏的音乐，然后采用匹配或复制的方法参与演奏。在我的演奏中我会尽量包含他们音乐中的所有元素，所以这是一个共情的过程。然后我需要确定可以首先对哪一个元素施加影响加以改变。这一点非常依赖于对病人的了解，以及治疗的焦点是什么。对于有些病人来说，改变他们顽固而僵化的演奏速度可能是我最后要做的尝试。而对于其他人来说，试图改变他的音乐强度或结构则可能是一个失误。有些人可能会批评，引入这种叠加的技术来改变音乐可能过于具有挑战性和导向性。一般来说，在干预中所做出的选择取决于我们的治疗性判断，而我也发现，承担风险恰恰是治疗工作中一部分。病人也许不能很好地明白如何去改变或者如何开始改变，而我们正是要尝试促进和引发代表着病人的个性表现、情绪表达和心境的音乐，并对它加以反应。

　　由病人主动引起的音乐元素和风格的改变，造成叠加转变出现的情况在临床上也不鲜见，因此治疗师应该敏感地注意到这些变化并加以反应。有时候，病人的意图并不总是很清晰的；而有时候，他们主动的改变完全是有意而为之。除了对他们引入的改变予以支持之外，我还会保持已经建立起的功能，直到新的乐思开始发展起来。

　　叠加转变技术是在我已经介绍过的转变技术中最不加掩饰的，甚至是最具有指导性的，它很清楚地表达出了治疗师或病人的想法。演奏范例54提供了一个叠加转变的范例，展示了从音乐A转变到音乐B的过程。音乐开始的时候是一段无调性的和声，有重音和大跳的音符。之后音程的音区逐渐变得更加受限（改变1），音乐进入自然音阶，变得有调性（改变2），然后音乐稳定在了有节律的华尔兹的节拍上（改变3）。

演奏范例54：叠加转变——病人演奏钢片琴，治疗师演奏钢琴

练 习

下述纯音乐材料上的转变都可以使用叠加转变技术（见表6.3至表6.7）。

表6.3 叠加转变合成——练习1

五声音阶	}	{	无节律的
快	} 转变为	{	右手演奏旋律
断音	}	{	慢

表6.4 叠加转变合成——练习2

有调性的	}	{	断音
华尔兹	} 转变为	{	有节律
慢	}	{	无调性的
右手旋律——然后改变	}	{	五声音阶

表6.5 叠加转变合成——练习3

快	}	{	华尔兹风格
两手旋律	} 转变为	{	和弦
无节律的	}	{	有节律的
不和谐	}	{	五声音阶

表6.6 叠加转变合成——练习4

慢	}	{	五声音阶
有调性	} 转变为	{	华尔兹或舞曲
短小旋律或主题	}	{	有节律的

表6.7　叠加转变合成——练习5

有调性或旋律	}		{	有重音的
无节律的	}	转变为	{	有节律的
无重音的	}		{	不谐和的

第五节　替代性框架演奏的转变技术

前面介绍了三个形成转变的基本音乐技术。这里还有一个使用其他主题材料（诸如情绪、故事、画面或主题）来尝试转变的有趣方式。

运用情绪、情感或心境的转变

我们在前面探讨了基于情绪或情感进行主题即兴演奏的可能性，并给出了一些从一种情绪、情感或心境向另一种情绪、情感或心境变化的例子。这是一个建立转变过程的很好练习。表6.8中的例子可以被用来练习造成转变。我要再次强调，在练习的时候应该注意的是不要让情绪转变的幅度过大。

表6.8　从一种情绪、情感或状态转向另一种情绪、情感或状态的练习

情绪状态	转变方法	新的情绪状态
不安	迷失转变	稳定
忧郁或悲伤	诱导转变	坚定的
挫败感	叠加转变	愤怒
焦虑	?	平静

我在临床工作和教学的过程中发现，当针对情绪的主题或画面进行工作时，治疗师和病人、老师和学生可以两种方式来进行体验。

- 客观的情绪描绘（objective emotional representation，OER）。使用标题音乐式的演奏来创造出在你想象中最能够代表一种情绪、情感或意象的音乐。

- 主观的情绪描绘（subjective emotional representation，SER）。使用体验式的音乐演奏，包括让自己回忆、想象或沉浸在一种情绪或意象中。这种情绪和意象的体验也许是由你所想起的最近发生的一个事件引发的；或者是由你直接体验此时此刻的情绪，然后把体验演奏出来的。

这两种方法都很值得试试，至于具体采用哪一种方式，取决于治疗的目的。例如，我曾经在对阿斯伯格综合征患儿的治疗评估工作中尝试使用主观的情绪描述。我尝试让他们记忆一个现在或过去让他们体验到某一特定情绪的情景。一旦他们回忆起了什么事情，或者告诉我他们开始感受到了什么感觉，我就鼓励他们开始演奏此时此刻他们所感受到的情绪。这对于有阿斯伯格综合征的人群来说是非常困难的，因为他们想象演奏和象征性表达的能力很弱。

我们可以用更加客观的方式来创造情绪的象征物，或推动一种特定的情绪描述。这里就涉及比较技术性的练习，有时候会导致音乐的模式化方式。例如用轰隆隆般的大音量和弦代表"愤怒"，或者用柔和而缠绵悱恻的下行旋律乐句暗示孤独或悲伤。但是需要记住的是，如果你要求五个人演奏他的"愤怒"情感，你无疑会得到五个不同的"愤怒"音乐模式。人与人是不一样的，他们的情绪情感也是不一样的。因此，第二种方法是要求某人体验自己的情绪，然后演奏自己所体验到的情绪（避免过多地思考如何演奏），这种方式可能会导致更加本能和真实情绪的外化音乐表达。

运用故事和想象的转变技术

第二种框架即兴演奏的方法是在音乐漫游中构思一个故事或者幻想出一段旅程，又或者从某个主题或概念中选择出来一个画面，并把它与转变的思路联系起来。这个方法可以作为一种教学工具来使用，因为它提供了一个更加具体的音乐材料的表达，使转变过程在不同音乐部分之间有了具体的位置。故事应该包括两到三个阶段或步骤，而转变的部分就出现在这些阶段或步骤之间，如表6.9所示。

表6.9　运用转变技术的故事：三个例子

	故事的第一部分	故事的第二部分	故事的第三部分
例1	你漂流在一个平静的湖面上，这是一个艳阳天，四周没有别人	突然间变天了，暴风雨瞬间来临	你潜到了湖底，这里是一片冰冷的深蓝色。你发现了一个岩洞，然后就在里面安睡了
例2	你在一个阴暗的房间里看到房间里有一些危险的动物	一个白色的、友好的东西把你带出了房间，这个东西想要和你一起跳舞	一个恶魔来了，把你抓走，这个白色的东西救了你
例3	你在攀登一座陡峭的山峰，一直爬到了山顶	在山顶上，你俯瞰大地，然后一跃而起，围绕着山峰滑翔	你降落在一个集市中，这里有很多人在大声地叫喊和大笑

练　习

- 选择一幅你喜欢、有趣并包含不同场景的图画。

- 仔细地观察这个图画，从中找出三个对你来说有意义的元素。这三个思路应该是比较具体的，例如，这些图画中的元素可能是轮廓、风景、建筑和动作，或者是比较抽象的、给人以某些印象的画面，例如恐惧的感觉、新的风格或满足感。

- 把这些元素按照一种特定的顺序排列起来（可以根据逻辑的顺序，也可以根据象征性或隐喻性代表这幅画含义的顺序）。

- 稍微考虑一下你可能使用的、能够代表这幅画中三个元素音乐材料的类型。

- 开始即兴演奏，根据我们所定义的三种转变技术（诱导、迷失或叠加）中的任一种来表现画面中三种元素之间的两段转变过程。

对于转变和即兴演奏的主题而言，图画可以成为有效的媒介，我在教学和治疗中需要意象的时候常常使用它们。

第六节　总结

可能还有更多的其他类型的转变技术还没有被识别或者定义。但是，我在这里所定义和描述的诱导、迷失和叠加的转变技术无疑是非常有用的——无论是在治疗的实践中，还是在对治疗过程中所发生的现象进行分析的时候，都是值得我们在治疗工作中记住它们的。在与病人共同工作的时候，我们并不会按照一个系统的或结构的方式去思考——我们具体应该这样做还是那样做，不会预先计划要在转变之后采用某一种特定的音乐风格。就其本质而言，这是一种本能创造性和动力性的过程。在这个过程中，病人和治疗师相互反应，有时候这常常是在潜意识和本能层面上进行的。其结果就是当我们回头看看在演奏中发生了什么的时候，才意识到转变部分已经出现，并变得清晰而明显了。在治疗过程中，我们应该从正在发生的情况中退后一步，想想"我正在圈子里打转呢"，或者"为什么不能留出点空间来让新的东西出现呢"。让我们有一个"客观的监督者"的观念，来观察治疗中发生了什么，监控自己对病人的反应，意识到发生了什么，这是非常重要的。探索我们运用转变的潜能，以及我们对转变出现的开放性和灵活性都是特别有帮助的。

最后，在进行框架即兴演奏和转变的过程中，治疗师在音乐上的灵活性和适应性是绝对必不可少的。我们也许可以说，在更多的情况下，治疗师比病人更需要找到转变方式。

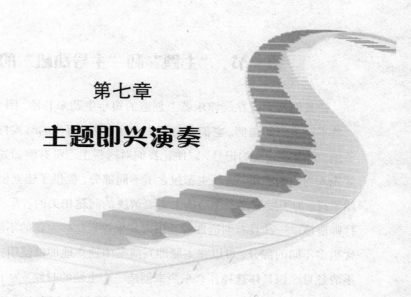

第七章

主题即兴演奏

导　语

当开始用音乐即兴演奏的方式来与病人进行工作的时候，我们会为他们提供挑选乐器的机会，而他们在自己选择的乐器上所发出的声音常常会成为建立音乐互动的起始点，并影响着后面的音乐关系。这些声音有时候会形成乐句、旋律形态或节奏型，这就是我们开始音乐演奏的素材，我们称之为"主题"或称"主导动机"。

本章主要关注的是音乐治疗师应当如何使用主题即兴演奏过程来支持、反应、发展和完成这些主题。首先，本章的练习将聚焦于如何在音乐层面上创造性地进行反应；如何分析和理解一个主题的内容，并把它作为适合于治疗师和病人共同参与演奏的音乐素材及其不同部分的可能性。其次，这里会再次介绍一些我们在前面已经介绍过的方法和技术，以便建立主题即兴演奏的音乐体验，并提供治疗性方针。

一个主题可以是一个想法、一个概念、一种心境或情绪、一些抽象或具象的东西。如同在纯粹的音乐概念上的主题一样，本章还会涉及其他形式的主题即兴演奏。

第一节　"主题"和"主导动机"的概念

让我们从病人在旋律乐器上创造的短小主题来开始。图7.1中的谱例提供了一些不同主题的谱例。它们非常短小，而且我在写作的时候特别让它们没有任何节拍、力度或速度的记号，以便让我们对这些主题没有例如如何形成强拍和演奏等先入为主的想法。这些主题包含了不同部分，提供了建立创造性即兴演奏的原始素材。为了发展出一个与病人需要解决的问题相关的音乐互动或治疗关系，治疗师应该以一种具有创造性的音乐方式来探索这些主题的不同因素。这些主题包含很多不同的部分，可以在主题即兴演奏中独立地加以使用。当病人在头脑中并不清楚自己该具体选择什么东西来创造一个主题的时候，为了给病人提供一个可以创造性地成功参与音乐演奏的途径，就要由治疗师来负责探索一个音乐主题的所有可能性。反之，病人（在必要的支持下）也可以自己选择主题，并以自己的特定方式进行演奏。

我将在演奏范例中使用图7.1所列举的主题，来显示一个简单的主题可以有多少潜在的创造性。例如，根本不用演奏这个短小主题的旋律线条，只是单独地

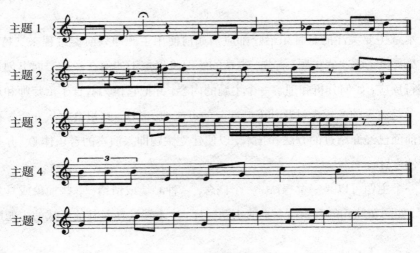

图7.1　主题的谱例

使用它的节奏型和其中的一小部分。例子中前面的四个音符，我选择使用与贝多芬在他的《第五交响乐》第一乐章一样的主题的节奏型。贝多芬在这个主题上建立了一个庞大的主题即兴演奏，然后在第三乐章中又以不同的形式再次引入这个主题。

　　下面的原则可以被用来在几种不同的音乐创作策略中使用这个主题。每一个思路都在演奏范例中加以演示。

- 这个主题的旋律线条可以去掉节奏型而加以单独使用。这是一个递进的乐句，可以被视为4个音乐即兴演奏（参见第三章第一节）。

演奏范例55：使用旋律的主题即兴演奏

- 可以使用这个主题所具有的和声元素。正如我们可以看到的，这个主题给人一个从 G 小调和弦到 D 的主和弦—属和弦—主和弦的感觉。而 D 音并没有显示出是大调还是小调，因此留下了很大的灵活性。这里有一种 ♭B 大调或 D 小调的感觉，而 D 又可以作为 G 小调的关系大调来使用。

演奏范例56：使用和声的主题即兴演奏

- 调式音程：旋律中的一小部分，例如前两个音程，可以用来进行一个以纯四度和纯五度音程为基础的即兴演奏。演奏范例57是以断音的演奏风格来显示的。

演奏范例57：调式音程的主题即兴演奏

- 无调性音程：主题的最后部分包含了一个小二度音程，可以被单独用来进行即兴演奏，或者旋律线条中的 G、A、♭B 可以被发展出一个无调性即兴演奏。

演奏范例58：使用无调性音程和风格的主题即兴演奏

- 固定低音或旋律：主题的一部分，例如最前面的两个音程（D、G、A）可以被用来创造一个低音上的固定音型，而旋律则是一个有调性的自由即兴演奏。这里可以使用六度和三度的即兴演奏（参见第三章第八节）。

演奏范例59：使用主题的旋律作为固定低音的主题即兴演奏

- 根基：主题乐句中间部分的五度音程可以被作为旋律即兴演奏的根基来使用。这样可以在音乐中造成一种"凯尔特"音乐的感觉（参见第三章第十节）。

演奏范例60：使用主题中的音程作为固定低音的主题即兴演奏

- 旋律型：忽视旋律的精确音符，而纯粹使用它的旋律轮廓可以造成一个旋律乐句递进的感觉。

演奏范例61：仅使用旋律型的主题即兴演奏

- 将主题旋律倒置（inversion）使用，你可以创造一个下行的旋律乐句，例如 B—A—G—D 在右手上形成一个固定音型，而左手演奏一个不同的旋律。在演奏范例62，♭B 变成了还原 B 而造成了大调（明亮）的感觉。

演奏范例62：使用旋律的倒置，左手旋律的主题即兴演奏

- 节拍：原来的主题并没有一个明确的节拍，而在前面两个乐句的结尾有空拍。你可以创造一个具体的节拍（例如3/4或4/4），从而创造一个根基律动的感觉和节奏根基的一部分。

演奏范例63：使用主题和各种节拍的主题即兴演奏

临床应用

主题即兴演奏在临床上的使用不仅涉及来自主题的音乐元素，而且要发展其他的音乐思路，来建立潜在的新音乐（和治疗进程），而这些都要求治疗师和病人从原有的音乐材料上继续向前发展。主题或主题的一部分，作为治疗师和病人可以返回的基础，也可以帮助病人走出停滞或阻抗的困境。无论是病人还是治疗师都可能陷入反复的音乐模式的陷阱而不能自拔，但是记住表7.1中的这些主题即兴演奏中特有的"禁忌"，可能有助于音乐过程的发展（表7.1）。

表7.1　主题即兴演奏中的禁忌

● 不要为了完整地演奏一个主题而陷入停滞的陷阱。
● 不要受限于主题所标注的调性（例如 G 小调）而陷入停滞的陷阱。
● 不要受限于来自主题的节奏模式。
● 不要忘记速度变化的重要性。
● 不要忘记音量变化的重要性。
● 不要受限于"钢琴的演奏风格"（左手八度音程，右手旋律）而陷入停滞的陷阱。

有很多方法都可以克服以上禁忌，对大多数即兴演奏者来说，为了让自己走出重复的演奏模式或考虑一个新的发展方向，重要的是要让自己有一些"思考时间"。而这个"思考时间"在第六章第三节中已经讨论过了。

第二节　节奏主题的即兴演奏

在临床的即兴演奏中，节奏和速度提供了一个重要的关注点。一个主题的节奏可以在即兴演奏中加以运用，而主题的其他音乐元素则可以在演奏中被忽视（例如旋律与和声等）。一个主题的因素可以作为类似固定低音的背景节奏来使用，而且在想要为即兴演奏提供一个稳定基础的时候，这是一个很有用的策略，特别是在当病人的演奏缺乏稳定性，需要治疗师为他提供一个安全的框架时更是这样。

图7.2提供了另外一些短小主题的选择，这些主题同样也没有指示节拍或重音记号的小节线。这些都是我从临床经验中提炼出的主题，很多都是病人用各种方式在钢琴或其他旋律乐器（诸如颤音琴和木琴的）上创造出来的。我们来分析一下，有多少种方法可能被运用在这些主题中。下面是一些有可能在图7.2的谱例中使用的方法：

- 随意的——没有创建一个主题的意图（主题1）；
- 以歌曲为基础的——尝试从一个熟悉的歌曲中选择主题（主题2和主题7）；
- 音乐的——自发地创造一个有潜在节律和调性的旋律（主题3和主题6）；
- 混乱的——从一个思路向另一个思路的跳跃（主题1和主题4）；
- 循环的——创造一个看起来停滞的、陷入循环的主题（主题5）；
- 级进的——每次向上或向下一个音符的运动（主题6）；
- 幽默的——夸张和令人惊奇的（主题7）；
- 运动的——在肢体的运动模式中创作音乐。

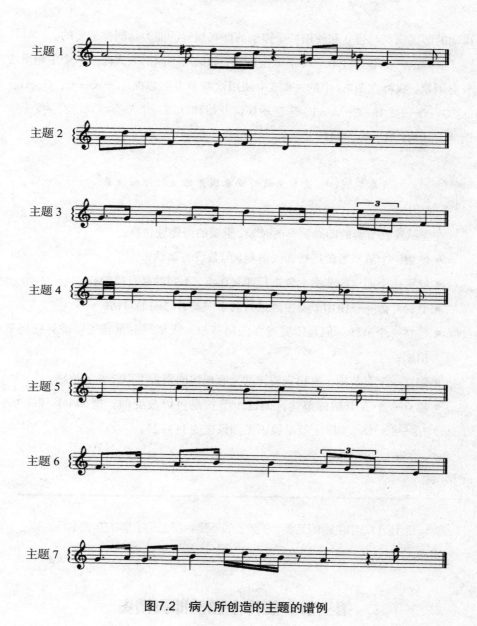

图7.2　病人所创造的主题的谱例

　　一个主题可以被进行分解而使用不同部分的节奏形象。这个过程包括不同的速度、节奏延伸以及节奏型拆分等。进行一个使用主题节奏的即兴演奏有很多不同的方式，可以含有潜在的律动，也可不含有潜在的律动。事实上，自由地使用无律动的即兴演奏与建立和使用一个律动的即兴演奏的能力是同样重要的。

演奏范例64演示了在一个有限空间里，如何用不同的方式改变一个主题里的节奏因素。我将在图7.2中的主题3中使用这些节奏的思路（G—G—C、G—G—D、G—G—E、E—C—A—F）来展示如何开始和发展一个节奏即兴演奏，首先在钢琴上开始，然后转移到鼓上。

演奏范例64：使用主题的节奏因素的主题即兴演奏

在尝试发展节奏的即兴演奏的时候，重要的可能性包括：

- 使用一个节奏形象进行即兴演奏，但是没有律动；
- 使用一个同样的节奏形象进行即兴演奏，不同的是有律动；
- 节奏对话——使用节奏主题进行两个演奏者之间的对话；
- 建立一个节律，但是不要建立任何节拍，无规律的重音可以破坏任何节拍感；
- 建立一个有节拍、有稳定的律动且有规律的重音可以强调节拍感；
- 建立一个有节拍的节律，而这个节拍是可以改变的，例如4/4、2/3/4或7/8—8/8（8/8实际上就是拉丁美洲风格的3+3+2）。

练 习

使用图7.2中主题的节奏，在鼓上而不是钢琴上用上面的方式进行即兴演奏。

第三节　旋律主题的即兴演奏

旋律，一个在旋律序列中的一些特定的乐句，可以被建构成为一句话的象征，音程和旋律的走向也可以成为一段语言音调变化的象征。正像我在前面（第三章第四节、第三章第七节、第四章第五节）谈到过的：旋律，特别是在旋律的对话中，听起来非常像两个人在对话，甚至像在吵架。病人自发创造旋律的方式也是非常有意思的。在临床领域中，我注意到病人（具体来说是孤独症患者）常常创造出反复的旋律型。而当感到不安或不知如何创作的时候，他们旋律的音区可能会比较局限，旋律的进行常常是级进式的。我还发现在演奏过程中缺乏结构感和方向感的病人的旋律线往往是徘徊的，听起来就像找不到出路，且缺乏重复或自然的旋律发展的形式，这些都反映了他们的问题。

因此，使用主题的旋律是一个强有力的选择，甚至有时候主题的其他元素都可以排除在外，例如有时候会排除主题的节奏型或潜在的速度元素。主题的音符时值也是可以变化的，这样做可以改变在开始时主题所呈现出来的节奏感。

图7.3中是可以被用来发展主题即兴演奏的一些主题。同样，这里的目标是在即兴演奏的内容中运用主题的不同部分来延伸和发展旋律。

我有意识地选择了一个半音阶的主题（图7.3中的主题1）来展示无调性不谐和的即兴演奏的可能性。在图7.4的谱例中，从主题开始（第1小节），在左手和右手之间建立一个旋律性的对话，左手依然运用主题的元素（第2至第8小节）。然后使用主题中的三全音特点（第9至第12小节），之后一个连续四度上行的新乐思发展起来（第13至第15小节）。接着出现了和声的发展，开始的时候是主题材料

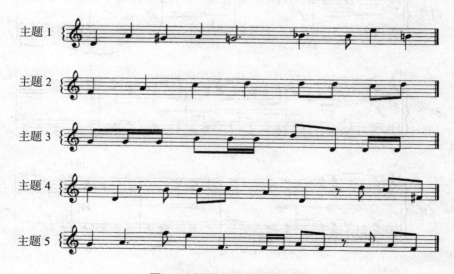

图7.3　旋律发展的主题谱例

的开放五度（第16至第18小节），然后再次出现三全音（第19至第22小节）。在第23小节处，左手伴随着右手的主题旋律线条（第23至第32小节），之后的和弦（以二度倒置为主）使用主题的二度级进与四度跳进相结合（第32至第37小节）。在第37小节之后，主题中的半音阶乐思又一次出现，并伴随着音程大跳，但是即兴演奏实际上已经转变到另一个不同的层面上了。这时候，原来的主题更多的是作为记忆和乐思发展中的一个环节来呈现的。

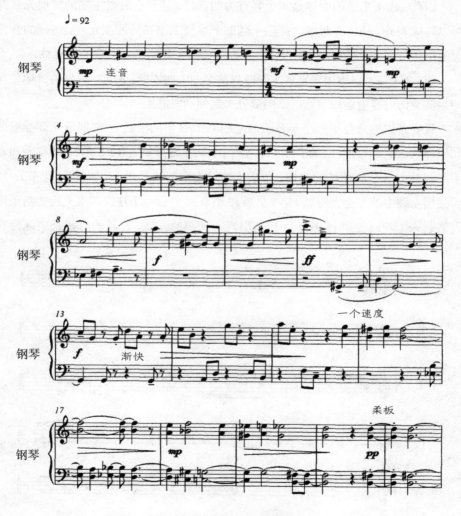

图7.4　旋律即兴演奏谱例

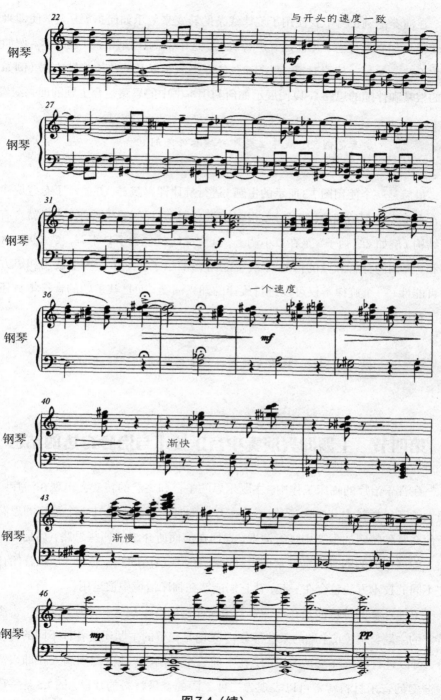

图7.4（续）

　　在演奏范例65中，我使用了旋律线条的转变来展示如何扩展乐思，使即兴演奏变得更加有调性感，并且是五声音阶的。这个范例还使用了其他技术，例如顺序化（sequences）、旋律对话、两个和弦的即兴演奏以及一些治疗性方法（例如调性的根基和伴随的思路），以便展示如何利用本书中的思路整合主题的即兴演奏。

　　演奏范例65：旋律主题即兴演奏的范例1

　　最后是一个使用图7.3所示的主题3进行旋律即兴演奏，并演示了有些旋律可能含有多少和声的例子。事实上，很多旋律（特别是民间音乐旋律）本身就含有和声结构（例如《绿袖子》是在D小调上，其旋律线就包含了D小调、C大调、A大调和F大调的分解和弦的可能）。演奏范例66演示了在一个主题上使用和声方式的可能性。一个旋律不仅可以进行旋律的即兴演奏，而且其主题的音符本身还形成了和声的基础。

　　演奏范例66：旋律主题即兴演奏的范例2

第四节　主题即兴演奏中音乐技术与治疗方法的结合

　　在音乐治疗的临床工作中，主题乐思的整合和突然的转变会出现在治疗师和病人的音乐材料中。通常，我们不会在开始的时候为病人设计一个治疗的思路来让他在某种特定的框架中进行演奏。我们在前面所介绍的那些思路，都是为了让病人发展他们的即兴演奏技术而设计的练习。在最后的几个范例中，我开始让这些不同的技术方法整合在一起，让它们能够在临床情境中被运用。

　　下面选择的练习涉及在前面章节中所介绍的音乐技术和治疗性方法，来组合特定的主题材料（或主题的某些部分）。无论是完整的主题还是各种不同的音乐部分，可以进行的选择都是无限的。在下面三个谱例中，我注意到病人在即兴演奏中演奏的音乐材料常常可以表现为三种不同的音乐材料的片段。图7.5是一段旋律（选自图7.3中的材料），包含了节奏、节拍和一些暗含的和声。乐谱的范例提供了一些发展旋律和主题即兴演奏的思路。

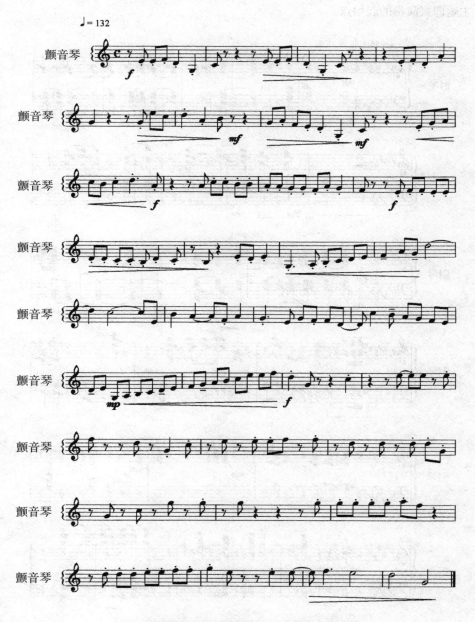

图7.5　旋律与节奏、节拍和内含的和声谱例

图7.6是一个建立在五声音阶和弦上的主题。同样，乐谱范例提供了主题（前3个小节）的一些不同发展方式的可能性。它可以作为一个五声音阶模式的和弦主题即兴演奏的起始点。

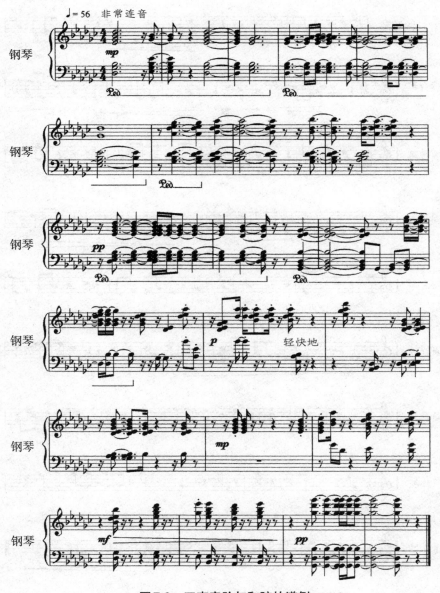

图7.6　五声音阶与和弦的谱例

　　图7.7是一个纯粹的节奏主题，不过假设我们可以使用大小不同的邦戈鼓，按照不同的声音高低来安排位置。同样，这个范例提供的是节奏主题即兴演奏的练习基础和思路。

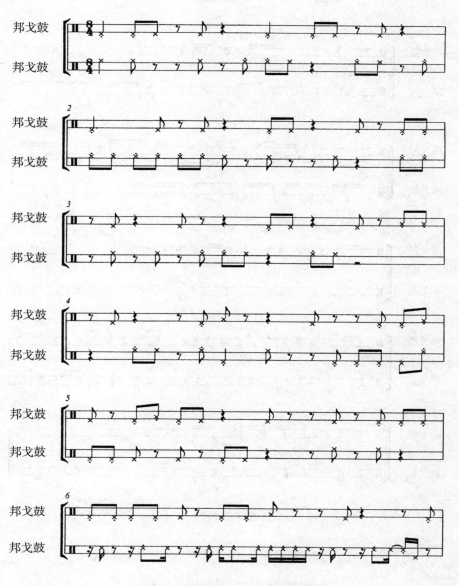

图7.7　节奏主题——邦戈鼓谱例

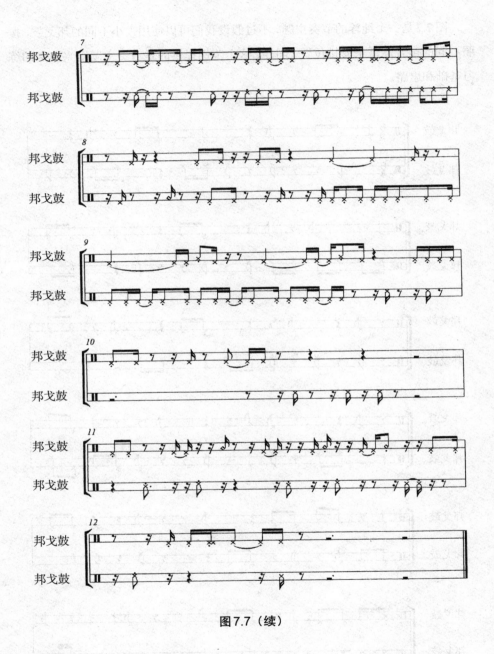

图7.7（续）

　　我们的目的是要流畅地组合、整合前面所介绍的那些音乐技术和治疗方法，使用必要的转变技术造成即兴演奏音乐过程的改变。为了给我的想法提供一些灵感和范例，我以练习为目的而总结了如下不同系列的思路——可以通过不同的框架即兴演奏来尝试。这些系列象征了一个涉及临床上的发展、退行或停滞状态的治疗过程。而这个过程恰恰是临床治疗工作中常见的现实状况，而且转变技术的重要性一定不要被低估，这样才能让各种情绪过程和人际交流过程在音乐材料中呈现出来：

　　　　我迷失了……

　　　　我不知道是怎么回事……

　　　　我不喜欢这个……

　　　　我想尝试这个……

　　　　这个还不错……

　　　　我没有在听……

　　　　哦，帮帮我吧……

　　　　等等

　　这些练习包括你可以遵循的一些特定范围，但是不要忘了，音乐元素总是需要变化的，而变化范围又一定要适当。我这里所说的音乐元素具体地讲就是有关音量、速度、声音的时值和音乐中的空间等。音乐中需要空间和停顿，从而可以分成不同的部分，这也是十分重要和有价值的（表7.2）。

表7.2　即兴演奏中的音乐和治疗过程的练习范例

过程1						
一个人	开始演奏主题	发展出节奏型的思路	转变：放弃节律	演奏旋律	转变	开始单独使用节奏

过程2（两个人）						
病人	开始演奏主题	陷入停滞	反应：混乱的音乐	迷失转变	节奏形态	失去方向
治疗师	伴随	叠加转变	根基和容纳	导入一个结构——调性框架	匹配	反映

过程3（两个人）						
病人	开始演奏主题	转变	对话	陷入停滞	获得灵感	转变
治疗师	匹配	转变	对话	框架即兴演奏	伴随	在转变中结束

音乐中的空间

我们有很多理由来说明为什么音乐的即兴演奏过程中需要空间。音乐需要被作为声音和停顿的结合体，而停顿本身在音乐即兴演奏中是一个重要的因素。事实上，声音在一段停顿或静默之后出现会更具影响力。在临床工作中，有一些重要的理由来解释为什么治疗师应该在音乐中留出空间：

- 在音乐创作的过程中让一些安静的时刻出现；
- 在开始演奏之前和结束演奏之后需要一些寂静的空间；
- 在一个新的想法出现之前需要一些"思考时间"；
- 当音乐变得重复和缺乏创造性的时候让它停下来；
- 需要时间来听一听已经形成的音乐，然后对它进行反应；
- 为病人转变正在进行中的音乐风格的方向留出空间；
- 为治疗师转变正在进行中的音乐风格的方向留出空间。

因此音乐中的"空间"可以是无声的寂静，或者停止音乐的流动：

1. 使用延音踏板保持声音，停止在一个音符或一个和弦上；
2. 停止演奏，造成沉寂；
3. 当演奏一个具有律动的节奏型的时候，制造一个沉寂的空间，让律动听起来有爵士乐或切分音的效果。

第五节　结论

　　本章所展示的练习可帮助学生学习如何把前面所介绍的音乐技术和治疗性方法组合在一起，从而成功而创造性地进行即兴演奏。在丹麦奥尔堡大学的高级临床键盘即兴演奏课程中，作为期末考试的一部分，学生被要求在钢琴上进行5分钟的主题即兴演奏。学生还被要求针对一幅图画所引申出来的主题进行一个包含三个部分的即兴演奏（在每部分之间使用转变技术），与作为考官的老师一起在鼓、木琴和其他乐器上进行"二重奏"（使用音乐技术和治疗方法）。与其他两个因素相比，主题即兴演奏通常会引发最强的焦虑。它是最能够测试一个人以自然自发的方式，在一个音乐主题（在教学中，就是要求学生在指定的类似图7.1、图7.3和图7.4中的主题）上创作音乐的能力的。对作曲家、音乐家而言，这个过程涉及使用自己最擅长的技术和音乐思路，在一种自己熟悉的风格中演奏，例如巴赫的两部创意的风格，或者20世纪爵士乐的结构和风格。对于音乐治疗师而言，演奏的风格则是要尽可能地接近病人或者病人团体音乐表达的潜能和局限性。在真实的临床工作中，从病理学的影响到当天情绪心境的影响，大量的其他因素都应该被考虑到。在音乐中发展起来的音乐关系依赖于治疗师"哺育"和帮助病人探索自己创作音乐的技巧。

　　一个主题可以类似一个"标识"、一个"声音的签名"、一个"面部表情"或者一个情绪的反应。音乐的主题具有结构、含义和意义。当这些主题在两个人的共同演奏中持续出现的时候，就成了音乐语言的一部分，这意味着人与人之间共同分享了对音乐的理解，并联接和深化了他们之间的关系。让我们并不感到奇怪的是，主题和旋律甚至还被作为"密码"来使用。在我脑子里涌现出了两个例子，其中一个例子就是贝多芬《第五交响乐》第一乐章著名的呈示部主题。在第二次世界大战期间，英国BBC广播电台就曾经使用这个主题，因为它的拼读节奏正好是摩斯电码中的字母V。而另一个例子就是1938年的电影《贵妇失踪案》（*The Lady Vanishes*）中的情节：迈克尔·雷德格雷夫（Michael Redgrave）努力地要记住一个完全不为人知但是很欢快的旋律，因为其中暗含着一个密码信息。

　　本章尝试提供了理解主题性即兴演奏过程的方式。它不是一门精确的艺术，但是涉及很多技术。一般来说，掌握更多的技术是流畅而熟练地演奏主题即兴演奏的关键。人们可能对这个方法感到焦虑，因为它最需要付出理性思考的努力，而且涉及分析和结构上的技巧，才能创造出满意的音乐效果。有时候我把它看作与烹调一样的方法——重要的不在于你安排了多少重量或数量的原材料，或者多么复杂的菜谱，因为这些都是你在和物质的数量打交道。在治疗工作中，我把病人的演奏和他们的"主题"视为其人格众多特点的潜在显现。在这样的观念下，我的音乐是我对他们音乐人格的音乐反应。我们之间的主题即兴演奏的发展也象征着我们的音乐关系和人际关系的发展，而这些关系又取决于我在主题即兴演奏中能够使用的技巧和潜能。

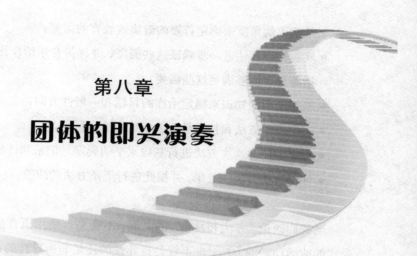

第八章
团体的即兴演奏

本章所记载的想法是我从团体即兴演奏的工作中发展出来的。我所说的工作涉及我多年来在一个大医院里针对有中度和重度学习障碍的病人的团体治疗。所以这些想法可能适合也可能不适合其他病患的人群。但是，我相信它们是可以泛化到其他领域的，而且非常好用。这取决于它的操作性，以及治疗理念的核心是否能够适用于其他人群。

尽管如此，本章以及前面章节所介绍的思路不应该被作为一种固定的或者标准化的步骤来使用。在治疗环境中，如果按照规定的（也是固定的）"操作手册"按部就班地进行音乐治疗将会毫无益处。实际上，这会降低音乐治疗的一个主要优势——面对病人的需要所具有的灵活性和适应性。但是，当需要发展理论上的知识基础和音乐上的基本技术时，我们需要一个空间去利用那些能够操作并经过临床尝试和验证的方法与技术。对于这些方法和技术的运用更多地依赖于确定病人的健康服务需要，以及治疗的方向和目标，而不是依赖于治疗的"操作手册"。

我向学生教授了一套理解治疗功能的系统步骤，我主张对于干预方法的选择（或本能地使用）应当基于下面的过程：

- 获得对病人病史的了解；
- 获得对病人人格和疾病的了解；
- 从治疗师的角度来确定病人首要的健康或教育的需要；

- 从病人的角度来确定首要的健康或教育的需要；
- 实施一个评估进一步确证这些需要，并评价音乐治疗作为一个指定的治疗措施是否能够满足这些需要；
- 基于上面的知识来确定治疗的目标和一般性方向；
- 决定哪些方法和技术最有助于达到治疗目标；
- 决定如何对这些方法进行基础水平的确定、记录和评价；
- 评价这些方法的效果，并据此进行干预方法的调整。

当我们谈论"方法和技术"的时候，不管是否使用语言的干预，还是使用接受式的或活动式的方法；也不管是指导性的还是非指导性的；是结构性的还是非结构性的；是使用歌曲还是即兴演奏；是有调性的还是无调性的——所有这些方法的选择都应该基于我上面所描述的程序和病人的需要（Wigram，1995b，1996a，1996b）。

有可能在临床上使用到的即兴演奏干预技术都列在表8.2里。但有趣的是在开始使用这些干预方法之前，要先探索一个人如何才能在团体里建立自己的音乐演奏体验。为此，我们常常在团体里使用热身的方法。这些热身方法并不是为了深层的治疗目的而设计的，而是为了让病人能够参与到团体的音乐演奏体验中。

本章提供了很多不同的关于团体即兴演奏的音乐（以及运动）技术和治疗性方法的思路。这些方法都是按照一些团体即兴演奏治疗的结构来设计的。首先，我会介绍我所使用过的各种热身技术，其中有一些也可以作为治疗性方法来使用。然后本章会发展出更多的基于主题即兴演奏的思路，或其他一些结构化的或由一些演奏规则所支持的即兴演奏。我还会讨论团体演奏所使用的活动规则中的结构和自由度的可能性。这些演奏规则涉及治疗方法，以及具体、抽象或情绪的主题。最后，我们还要讨论音乐的价值和不同的结构，以及在本书结束的部分所涉及的移情和反移情内容。

第一节　热身技术

这些年里我使用了很多热身技术，但是在这里我只用了一个很短的部分来介绍它们及其在治疗上的价值。热身的方式可以是音乐性活动、音乐聆听、使用嗓音、参与运动或者放松练习（表8.1）。这里有很多不同的方式，而其中之一或许会成为你在与病人工作时最合适的保留节目。

每一个热身都有它附带的活动规则来说明如何在一个典型的病人团体中使用它。即使有一些热身活动可能隐含着某种意义，但是每一个热身活动都有其比较清晰的结构特点。它们都是被用作"破冰"的，同时也是为治疗做准备，而且常常会从中产生治疗的主题和议题，从而进一步加强或聚焦在更加强烈或深层的治疗性体验上。它们往往有其自身的治疗目标，而且有很多治疗性获益恰恰是从这种相对比较简单的、没有威胁性的热身活动中获得的。例如，热身可以被用来降低个体或团体的焦虑，这既包括参与到音乐治疗过程中产生的焦虑，也包括只要来到治疗现场就会感到的焦虑。下面介绍的热身活动中的大多数都是可以在团体或个体治疗中使用的。

熟悉和自信心

在这里，我想对病人的期待以及他们在活动中和即兴音乐创作中的潜能做一点评价。不要忘了，作为音乐治疗师，我们一方面都接受了演奏和即兴演奏的训练，而且对乐器都比较熟悉，能够运用自如。同样，如果在训练中也包括声乐训练和声乐的即兴演唱，我们也会对使用自己的嗓音具有信心。另一方面，病人中的大多数人都没有经过即兴演奏的训练，而且很多人可能从来都没有学习过演奏乐器，没有在合唱团唱过歌，他们会告诉你他们"没有音乐细胞"。即使他们有一定的音乐教育背景，他们也可能在被要求进行自发的音乐即兴演奏时感到很不自在。我们在引导他们进入治疗的过程时，需要保持一定程度的谨慎和敏锐。我认为，说病人缺少对音乐的反应或缺少音乐的创造力是一种"阻抗"或者"显示了他的生理障碍"都是不正确的，因为他们实际上可能仅仅是在被要求进行自由的即兴演奏时感到自己对于演奏乐器不自信或不自在而已。我在这里所描述的热身方法正是要被用来克服这样的困难的，并予以解释和演示，再和病人练习如何使用乐器或者嗓音，同时通过这种方式为他们介绍即兴演奏音乐治疗的基本原则，让他们了解到有些时候音乐即兴演奏可以比语言更好地表达自己。

表8.1　热身方式

乐器	嗓音	放松、预备或运动
声音的探索	集体哼唱	放松引导
传递信息	欢迎歌	准备练习——参与
自我的音乐画像	嗓音的"回声"游戏	节奏运动的热身
理想自我的画像	指挥游戏	旋律运动的热身
他人的音乐画像	每次一个人演奏或演唱	歌曲和运动的热身
乐器的"回声"游戏	小声—大声—小声（声乐）	
每次一个人演奏或演唱		
指挥游戏		
小声—大声—小声		

　　乐器既可放在病人所围成的圆圈中间，也可放在房间四周、乐器架上或橱柜里。乐器放置的地点还取决于病人所属的群体。

1.**声音的探索**：对病人解释，请他们每个人选择自己想尝试或"探索"的一件乐器，然后邀请他们在所选择的乐器上制造出几个声音，看看什么样的声音可以被制造出来。治疗师可以首先做出示范，显示如何创造性地探索乐器，要避免形成一个音乐性的结构或建立一个节奏框架。在每一个小组成员都探索了自己的乐器之后，治疗师可以询问他们是否喜欢自己选择的乐器，甚至可以问是不是不喜欢其他人的乐器。避免要求病人们"演奏你的感觉"，因为这样直接地要求他们，可能会让他们小心地掩饰自己的感觉，或者回避与他人共同演奏。

治疗价值：

- 对乐器的选择具有揭示的作用；

- 演奏的方式可以反映人格的状态和特点；

- 演奏的方式可以反映音乐的个人史、爱好和文化背景等方面的情况；

- 演奏的方式可以显示出疾病的影响；

- 演奏的方式和肢体语言或姿态可以显示出情绪、意向、交流能力、表达性、意识、感知力和运动协调性方面的情况。

实际上，病人使用这个简单的活动规则来探索乐器，看看乐器能发出什么样的声音，会引发病人在没有压力和要求的情况下流露出一些关于自己感受的信息。

2. **传递信息**：治疗师请每个病人选择一件外形看起来令其喜欢的乐器，然后解释说这是一个让每个人向小组的其他成员传递音乐信息的热身练习。由一个成员开始，选择一个自己愿意向其传递信息的成员，并说出对方的名字。接收信息的人应该只是聆听和接收信息，不要有任何回应。然后这个人也选择一个自己愿意向其传递信息的人——传递出自己新的信息。治疗师应当首先向小组成员做出这个练习的示范，这有助于让成员们理解传递出的信息应该基于声音的音量和品质，而不是基于一个特定的音乐风格或者音乐结构。

治疗价值：

- 第一个热身活动"探索声音"中所列出的价值都适用于这里；

- 团体动力开始出现——谁选择给谁传递信息，信息是如何被接受的，以及小组成员的态度是怎样的；

- 所传递信息的性质和风格是可以进行分析的；

- 对病人来说是一种给予和为别人做些什么的体验；

- 对病人来说也是一种很好地接受和被给予的体验；

- 音乐的创造物不仅代表病人本人，也代表他对待别人的态度；

● 情绪色彩开始变得更显著——幽默、讽刺、友好或敌意。

有必要指出，尽管我很热心地在热身活动中寻找潜在的治疗价值，但是我还是常常提醒自己不要过度分析病人的体验和行为。

3. **此时此刻的自我音乐画像**：请病人选择一件或几件乐器，然后尝试使用它们制造出一些能够代表自己此时此刻的"音乐画像"。可以是任何能够表现在当前治疗阶段的自己，或本周、本月、本年或当前人生阶段中的自己的音乐。在这里，治疗师最好不要做任何示范，因为你的示范有可能被理解为一个应当如何表现自我的建议。我们最好要设定一个时间界限。你可以要求其他成员做出反馈，或者仅仅观察每一个人的演奏，直到小组中的所有人都完成了演奏。当然你还可以避免要求或期待小组中的任何成员（或者你自己）提供语言的解释或评价，让它成为一段完全单纯的音乐体验。你对此所做出的决定应该取决于病人的需要和对治疗的目的。

4. **用音乐来描绘一个自己理想的自我画像——理想的自己**：邀请病人选择一个或多个乐器，并尝试使用这些乐器发出一些声音来表现自己心目中想成为的、理想自我的画像。告诉病人活动的规则就是想象一下你希望自己所能够拥有的所有特点和特质，想象理想中的自我，然后开始演奏。在这里，我们可以促使病人更加接近真实地演奏一个形象或一种体验，而不是制造一些声音效果来客观地代表什么事物。无论前者还是后者都可以是主观性的。

热身活动3和热身活动4的治疗价值：

● 在这里，乐器的声音直接代表着病人自身；

● 看看病人口头上和音乐上的表达之间是否和谐一致；

● 有时候，我们会感到在乐器上演奏自己比语言的解释更容易；

● 有些东西你无法用语言表达，但是可以通过音乐来表达；

● 这两种热身的方式如果反复使用，随着时间的推移，自我（或理想自我）

的音乐表现形式可能会发生改变——无论是治疗师还是病人都会看到病人自我感受的变化。

5. **用音乐来描绘一个其他小组成员的音乐画像**：请病人选择一个或多个乐器，尝试使用这些乐器制造出一些声音，造成一个能够描绘其他小组成员的音乐画像，并让大家来辨别这是对谁的音乐画像。但是这种热身方法明显是有风险的。这个音乐画像可以是共情的，可以流露出深刻的理解和对另一个人的关心，但也可能是具有挑战性、激怒性的，甚至可能会是侮辱性的，其后果可能会在小组中引发消极的反应。

治疗价值：

- 乐器的声音直接代表了病人对其他成员的感受；
- 这个活动可能促进和发展小组中的团体动力和建立相互理解；
- 有时候用演奏的方式比用语言的方式更容易表达情感，或表达希望向对方表达的某些东西；
- 有些东西你无法用语言来表达，却可以用音乐来表达；
- 这可以让对方意识到他对他人产生了什么样的影响，当然有时候这样做也会有一定的风险。

6. **在乐器上的"回声"游戏**：在这里，活动规则是让每一个人选择一件自己喜欢使用的乐器。从一个成员开始，在乐器上演奏一个声音或演奏一个短的乐句。这时候，他成了这个活动的领头成员。然后其他人一起使用同样的力度、特点和风格来演奏与这位领头成员完全一样的声音或乐句（就像回声一样）来回应他。领头成员继续演奏声音或乐句，并每次都等待其他成员给自己一个"回声"。治疗师可以首先演示如何以音乐的方式演奏短小的乐句或节奏，但是也可以演奏出一种不同寻常的甚至是滑稽的声音来。当领头的成员得到了足够的"回声"，或者得到了治疗师发出一个信号，那么他就要指定另一个小组成员成为下一个领头人。有时候，某些小组成员可能不愿意成为所谓的"领头人"，或不喜欢自己面对大家的注意力；但同时也可能有些小组成员更喜欢这种类似"在聚光灯下"的感觉，非常喜欢长时间地成为"领头人"。治疗师需要对这两种小组成员都照顾到。对有些团体来说，这种方式是一种非常好的热身，例如对于患有学习障碍的儿童或者成年人来说。

7. 用嗓音的"回声"游戏：这个热身活动与上一个非常相似，但是在这里使用的是嗓音而不是乐器。活动的规则是一样的，对某些团体小组来说可能从乐器上开始，然后再转移到嗓音上比较容易一些。人们对于在嗓音上进行即兴演唱可能会非常小心，这是一种非常个人化的表达，而且他们可能对于自己所发出的声音感到尴尬。所以一种很有帮助的方式就是治疗师首先进行演示，并鼓励成员发出一些不寻常的声音，从而把小组成员从头脑中可能有的以为必须要发出有节奏或乐句音乐形式的声音的假设中拉出来。例如，一个咳嗽、扑哧一笑、一声呼喊、动物的声音、不同方式的笑声、咯咯声、嘴唇或口腔的声音等，都可以被用来做热身。

治疗价值：

● 建立小组相互聆听的过程，并对领头的成员予以关注；

● 建立轮流的秩序，并发展对他人的敏感和共情的演奏能力；

● 对领头成员而言，这一活动提供了一种控制和权力的感觉；

● 对跟随的成员而言，提供了只需要成为集体的一部分以及模仿某人所带来的快乐——从而产生对集体的感受；

● 乐趣——将快乐与幽默引入这一热身活动；

● 显示某些领头成员是如何尝试找到一些新鲜的、不常见的甚至是有些疯狂的声音的，相反另一些领头成员则是喜欢复制其他小组成员的想法；

● 热身活动1的治疗价值在本活动中也都有。

8. 轮流开始演奏或演唱，然后轮流停止：治疗师请病人选择一件乐器或使用自己的嗓音。然后解释活动规则：由一个成员开始，然后间隔一段时间，其他成员依次加入，直到所有人都加入了演奏或演唱。让小组演唱或演奏一段时间之后，第一个开始的那个成员首先停止，然后其他成员按照顺序依次停止，直到最后参加的成员也停止了演唱或演奏。

9. **指挥游戏**：活动规则是，一个小组成员担任"指挥"的角色，站在圆圈的中间。他可以使用一个鼓槌，或者简单地使用双手。他不需要打拍，这不是通常意义的指挥方式。他希望哪些人开始演奏的时候就指点这些人，当他希望哪些人停止的时候就举起一只张开的手作为"停止"的信号。用向上摇动胳膊（手掌向上）表示加强音量，手向下（手掌向下）表示降低音量。他还可以使用自己的方式来表示加快和减慢。这个热身的目的是让成员创造自己的音乐和结构，带领小组成员进入，然后停止他们的演奏，以及在团体中造成两个或三个人的合奏。在由六个病人参与的小组演奏中，任何一个特定的时候都会有 1～6 个人正在演奏。指挥者并不是要告诉他们如何演奏、演奏什么，而仅仅是告诉他们什么时候演奏。如果小组成员之间主动地形成了音乐的互动，指挥者就要稍微隐退一点，这样会有效地激发和促进成员们之间的音乐互动。

治疗价值：

● 相互聆听；

● 参与需要合作的集体"作业"；

● 激发或推动小组成员承担"关键角色"；

● 探索团体动力和关系；

● 热身活动8和热身活动9都能帮助小组成员学习不要不停地演奏：团体的即兴演奏常常有一个缺点，就是小组中似乎存在着一个从头到尾都要演奏的驱力，而这两个练习可以打破这个模式；

● 热身活动8和热身活动9可以使即兴演奏的风格、结构和性质产生变化。

10. **弱—强—弱**：这个热身活动的第一个活动规则就是可以使用乐器，也可以使用嗓音。如果他们愿意，每一个人都可以一起开始演奏或发声，但是音量必须非常小，然后逐渐地一起加大音量，直到某一个强度（例如 f、ff

或 *fff*)。经过一段时间的大音量演奏或发声，小组开始逐渐地降低音量，直到回到原来的、非常弱的强度。在这个热身活动中，重要的是要确定小组中的个体能够承受的大音量的范围，控制声音过大的病人，否则就会适得其反。

治疗价值：

● 与热身活动8和热身活动9一样，这个活动能够吸引团体的注意力，同时提高跟随和其他成员并保持一致的自我控制能力；

● 本活动还可以促进小组中每一个成员成为整体中的一部分的感受，热身活动7—9是通过团体的通力合作而创出某种集体音乐的产物，而不是像在热身活动1—6那样，明显地注重参与互动和交流；

● 通过这个活动可以看出哪些成员能够在音量的强与弱之间灵活自如，而哪些人在这方面存在困难。

11. **集体哼鸣：**活动规则是让每一个小组成员都找到一个自己在音高上感到舒服的音符来开始哼鸣，尽可能长时间地保持这个音符的音高，呼吸之后再回到这个音符上。通常，要求小组成员在做这个练习的时候闭上眼睛，效果会更好一些。采取坐姿、站姿或躺下来都可以，这取决于病人的选择。这个活动结果就是每个小组成员发出的音高都是不同的，同时发音也会是不一样的，可能会是"啊……"或"嗞……"等。

治疗价值：

● 这是一个很容易的热身，可以使用在绝大多数的团体里；

● 病人先把注意力集中在感受自己的声音上，然后开始聆听自己；

● 病人感到他们是集体噪音中的一部分；

● 有时候"独唱"可能出现，有些人会唱得声音更大一些，或者使用与众不同的音色；

● 提供了用嗓音进行表达的可能性，而不附带任何对于技巧或声音好听不好听的评价。

12. **欢迎歌（或再见歌）**：这是一个在个体治疗和团体治疗中都很常见的活动，也是特别适合于一次治疗开始时的热身活动。这类歌曲有很多，而每个治疗师都有自己喜欢用的欢迎歌或再见歌。这首歌可以用来直接歌唱——按照所规定的速度、节拍进行歌唱，但是也可以灵活地演唱（我通常建议采用这种方式），在歌曲的某些特定的地方停顿一下，让病人用嗓音或语言，或者在乐器上制造出一些声音进行反应。让病人唱欢迎歌或再见歌的时候，创造性和变化性是非常重要的。歌曲演唱的方式和风格都应该与相关的病人相适应、相匹配。

治疗价值：

- 提供一次治疗开始和结束的清晰的界限；
- 让小组的每一个成员都参与活动；
- 让小组成员感到被接纳；
- 具有根据每个成员的个体特点而调整歌曲呈现方式和风格的可能性；
- 熟悉感提供安全感；
- 这也是一种交流方式。

13. **放松引导**：这个方式可以作为热身，也可以作为某种特定的治疗体验（例如音乐引导想象）的准备形式。通常，治疗师会要求个体或团体成员找一个令自己感到舒服的地方坐下或躺下，然后请他们闭上眼睛，并跟随治疗师的指导语。有时候会用到垫子、枕头和毯子。在邀请病人躺在地板上的一个垫子上的时候，记着要给他们提供一个枕头或坐垫放在他们的头下或膝下的位置，因为如果完全躺平，脊柱部位的压力会让他们不容易达到希望的放松状态。放松的引导语可以较好地引导他们的身心进入放松状态，例如请他们静下心来，聚焦在一个能让他们感到非常安全和舒服的地方，引导他们从下到上或从上到下逐渐地放松身体。指导语的声音越来越小，越来越简短，直至逐渐消失。还有一种使用"紧张—放松"的方法，例如治疗师让病人首先增强他们胳膊肌肉的紧张度，屏住呼吸3～6秒，然后让他们放松肌肉，缓慢地呼出空气。这种热身活动的治疗价值是不言而喻的。

治疗价值：

- 营造一个特有的治疗气氛；
- 减少紧张和焦虑；
- 创造一种打开的心态，开放地面对将要到来的治疗体验；
- 帮助病人以及治疗师感到自己在治疗环境中的存在；
- 促进身体上的舒适感。

14. **准备练习一参与**：这个热身练习可能不涉及音乐或运动，但也可以二者都涉及。这是一个最为灵活的热身活动，它可以帮助个体或团体中的病人安定下来，准备参与活动，感觉自己置身于治疗的空间范围里，并对即将出现的治疗体验打开心扉。因此，这一活动有很多不同的做法：安静地坐下，闭上眼睛，聆听周围的声音——其他小组成员生命的声音（例如呼吸声等）；站起来，在房间里找一个自由空间以便伸展你的胳膊而不碰到其他人；做一套具有空间感的动作：感受你脚下的地面，膝盖弯曲和伸直，在双脚固定不动的情况下将身体向两侧转动，伸展身体去"触摸天空"，弯下身体去"触摸大地"；呼吸练习——快、慢、屏住呼吸、喘气、吹气、叹气等。

15. **节奏运动的热身**：这个热身活动可以坐着或站着进行。活动规则是跟随节奏刺激做运动。节奏刺激可以是现场演奏的音乐，例如敲鼓、嗓音的节奏型，也可以是播放演奏范例或录制的节奏音乐。运动可以是各种不同的身体节奏动作，例如双脚、胳膊和身体的动作——有节奏地拍手，拍打身体的部位。音乐的风格和速度应该让参与这个活动的病人都能够适应。活动规则还包括治疗师建议病人假装自己是机器，或假装自己是在演奏一个节奏乐器，或假装自己参与一个节奏性的舞蹈，等等。

16. **旋律运动的热身**：这个活动与节奏运动有明显的不同，事实上，为了把焦点集中在不同形式的运动上，它排除了律动的因素。在这里，主要侧重的是进行一些表现旋律乐句高度和深度以及旋律里的细微变化的运动。音乐可以是现场演奏的，也可以是录制在激光唱盘上的，而且是没有律动感的。这个热身活动的规则包括用自己胳膊运动的方式来表现旋律，或者让病人扮演一个花朵开放的动作，或想象他们正在跳芭蕾舞。与节奏运动一样，这里也存在着非常多的可能性。

17. **歌曲与运动的热身**：在有些团体里，病人需要比较具体的、结构性强的运动体验，而"动作歌"就可以是很好的结构性模式。现在有很多不同的"动作歌"，有一些是可以让病人配合歌曲里的节奏和歌词内容的歌曲，例如《头和肩，膝盖和脚趾》；有的歌曲在歌词中留有一些空间的律动或节奏，让病人有时间做出一些自己的动作，例如《如果幸福你就拍拍手》。这些歌曲更多地使用在儿童人群或者有学习障碍的儿童和成人患者中，但是也会被用在老年福利机构的活动中。

运动的热身活动的治疗价值：
- 让病人安定下来，并帮助他们意识到自己的身体；
- 鼓励僵滞和不愿活动的病人参与运动；
- 让病人意识到他们身处的位置和治疗室的环境；
- 刺激和提升身体和心理的能量水平；
- 放松自我禁锢和突破束缚；
- 促进运动协调能力，感受到身体的力量；
- 让治疗师可以观察到病人身体行为的特点。

以上都是一些在治疗过程中使用的热身活动的例子，当然还有更多的可能性。它们都是有目的的，是具有治疗性意图和价值的。病人会经常确定和告诉你哪些活动对他们最有效。有一些活动具有音乐结构，而另一些则具有人际或内省功能，有些显然不适合某些类型的病人人群或治疗的情况。但是在一次治疗开始之后，热身活动可以作为后面治疗体验的过渡和准备。

治疗过程的特点

治疗的过程必须有一些逻辑性和持续性的因素。为了让病人感到治疗环境的安全和稳定，必须要让在治疗过程中即将出现的情况具有一定程度的可预期性。一些音乐治疗的方法常常使用很宽松的结构模式，包括下面这些活动的程序。这些典型的程序通常用在对有语言能力的病人的治疗中：

- 开始——欢迎病人来到治疗室（使用音乐或语言讨论）；
- 开始治疗（欢迎歌或热身活动）；
- 找出治疗的主题或议题，这些主题或议题来自热身体验或者进一步的讨论；
- 体验与主题相关的即兴演奏；
- 讨论；
- 进一步体验即兴演奏；
- 讨论；
- 总结——结束本次治疗。

这一节提供了开始一段治疗和热身的方法。本章的下一节将提供一些对进一步扩展即兴演奏和主题即兴演奏结构的建议，其中也可以运用我们在第三章至第六章中所介绍的即兴演奏的和音乐性的技巧、治疗方法以及转变技术。

第二节 即兴演奏的基础——活动规则、主题、媒介和结构

为了满足对建立结构或非结构的即兴演奏等一系列活动规则的需要，我根据即兴演奏的结构列出了活动规则的五个不同标准（见表8.2）：

- 主题的标准；
- 活动的结构；
- 产生音乐的媒介；

- 音乐的风格；
- 即兴演奏中方向控制的程度。

在前面我们已经描述了活动规则的功能，在布鲁夏的实验性即兴演奏治疗方法中，这些活动规则被称为"规定（givens）"，它们的功能是把团体的注意力引导到一个限定的领域、形式或媒介方面，同时激励他们在这些限定中去探索全部的可能性（Bruscia, 1987）。

选择治疗思路时，需要考虑的因素

在音乐治疗中，对于适当而有效的工作方法的选择取决于对各种不同理论框架中众多因素的整合，而且可能永远不能使它们形成一个精确程序。从临床病症、理论取向的哲学思想以及现有的音乐治疗方法等理论因素的角度来考虑，我们可以从众多的音乐技术和治疗方法（其中很多都在我们前面的章节中介绍过了）中做出选择，确定一个能够最好地为病人服务的方法。例如，如果我们发现聆听音乐（接受式）的方法是一个适当的方式，我们为一个患严重的智力发展障碍的病人选择了爱德华·格里格的《贝尔·金特组曲》中的《清晨》，那么这个音乐就可能具有放松和减少紧张的功能；但是如果面对的是一位患有某种不治之症的病人，它的功能可能就是引发想象和映像。为了帮助选择有关的治疗思路，治疗师需要在三个不同的层面上考虑和评价病人的需要。

1. **一般性需要（对大多数病人来说是共同的）**
- 需要进入一个有安全保障的治疗环境。
- 需要进入一个能够让他们表达自我的空间。
- 需要通过与治疗师共同的音乐活动形成一个治疗关系。
- 需要获得一个让他们能够探索和发展自己的媒介。
- 需要从他们现在和过往的生活中探索问题之所在。

　　在大多数的音乐治疗情境中，有很多需要是可以被归纳为绝大部分病人的共同需要的。几乎所有的治疗师都会把这些设计成是病人的需要，但是有时候，这可能会限制我们对音乐治疗中更广泛的目标的思考。因此，我们还需要确定与疾病问题有关的需要和与个体有关的需要。

2. 与疾病问题有关的需要

　　这个问题涉及理解病人的病理，或导致他们前来寻求治疗的个人特征，如学习困难、社交障碍或个人危机等。对这些问题的界定给我们提供了一个清晰而明确的着眼点，并根据医疗卫生、教育以及个人方面的需要来选择治疗方法。例如，一个典型的孤独症患者会表现出孤独症谱系上一系列从轻度到重度的行为特征：

- 社会互动困难；
- 想象力和游戏想象困难；
- 交流困难；
- 重复行为模式；
- 应对改变困难；
- 异常和不正常的运动和感官紊乱。

　　这个例子给了我们一些对孤独症病理症状框架性的一般描述。我们也可以为其他疾病制作一个类似的列表。

3. 个体的需要

　　从治疗的角度来看，每一个病人，不管他的诊断类型、病理症状、教育困难或个人和社会问题是什么，都要被视为独特的、有个体特点和需要的个人。因此，确定第三个层次的需要与个体自身生命的需要有关：

- 病人自身的人格、历史、个人特质和音乐特质；
- 病人的音乐历史；
- 与这个个体有关的问题；
- 在与治疗师的关系中表现出来的人格特点；
- 在与小组中的其他成员的关系中表现出来的人格特点。

这个模式让我们要做很多的思考。我们常常发现，在治疗的环境中要想考虑所有这些因素，同时又要用直觉和自由的方式与病人进行工作，是很具有挑战性的。有时候，当这二者失去平衡，我们就会在病人的世界里迷失，从而缺乏这些共同和具体需要的一般性视角。音乐治疗师并不总是带着一个根据这些需要所制订出来的准备要完成的目标清单来开始其治疗工作的。我发现，清楚地理解和意识到在治疗过程中呈现出来的这些不同层次的需要是非常有帮助的。这让我能够在治疗中凭直觉进行工作，同时能够深入洞察病人的需要。

在运用治疗技术时，需要考虑的方面

并不存在针对一个特定的需要而制订的关于如何在治疗中使用音乐或音乐媒介的精准的操作手册，因为我们可能需要在共性层面上来描述如何在治疗中使用音乐或音乐媒介，但个体差异的存在使得那种精确的如同开处方一样的操作手册无法成行。同样，即兴演奏在临床中的应用可以理解为一种自发的原创"菜谱"，也就是治疗师会利用各种"原材料"，根据不同的标准，或对病人的音乐进行反应，或创造一段对病人具有治疗意义的音乐即兴演奏。

表8.2呈现的即兴演奏的音乐治疗技术和动力并不仅仅是一种模式——告诉你在音乐治疗中可以选择什么技术，如何面对病人需求。我首先展示了这个模式，提供一些关于自由和无结构的、主题的、活动结构的、媒介的、音乐风格和控制程度的例子，接着描述和解释不同的方法。在你选择要如何运用它们的时候，可以考虑综合地使用不同的元素和不同的部分。

表8.2　即兴演奏音乐治疗的技术和动力

即兴演奏		
自由和无结构	**主题的标准**	**活动的结构**
	引导下的幻想或故事	热身技术
	目标	以乐器组织的活动
	画面或意象	以音乐组织的活动
	天气	
	情绪	
病人的议题	病人的议题	
产生音乐的媒介	**音乐的风格**	**即兴演奏中方向控制的程度**
乐器	无调性	自由的
打击乐器	有调性	给予活动规则或规定
+钢琴	调式的	部分的结构化
+音高打击乐器	五声音阶	完全的结构化
噪音的对话	特殊风格的	部分或全部的引导
噪音+乐器	主题的即兴创作	姿势
仅噪音	即兴创作	音乐
运动		语言
运动+乐器		给予指挥

自由和无结构的

　　这种方式是在治疗的过程中没有任何要求或活动规则、音乐结构或具体的音乐材料限定的即兴演奏。通过音乐的即兴演奏来表达情绪、情感和状态。这种即兴演奏是自发涌现出来的,而没有任何特定的或计划好的结构框架。

主题的

比如那些能够提供即兴演奏的结构或焦点的主题，包括引导幻想，即治疗师单独或与病人一起用类似"音乐诗"的思路在音乐中创造一个幻想。还有一种方式就是聚焦在一个故事上，即从病人讲述的一个故事开始，然后把这个故事转换成音乐即兴演奏的体验。还有一种方式的例子就是从物体或图画、某天的天气或者你喜欢的天气、一个情绪或情感，或一个抽象的概念引申出来的主题。主题可以是各种具体思想，也可以是各种抽象思想。这些主题可以象征着我们正要解决的问题，也可以直接以病人所关心的困惑或当前的议题作为即兴演奏的焦点。我也说过，在热身活动中浮现出来的议题或讨论也可以作为即兴演奏的主题，当然这时候将病人生活中较为敏感或被掩盖起来的方面直接地作为治疗焦点时需要格外谨慎。所以，象征性地使用主题可能会让挑战性比较小一点。

活动的结构

热身　热身的思路在前面已经得到了比较详细的描述，但是还有一个我没有特别说明的方法，即第四章中介绍过的共情即兴演奏。这个思路可以在某次治疗刚开始时运用。

以乐器为核心组织的活动　这类方式是根据所使用的乐器来决定团体即兴演奏中的游戏规则和结构。例如即兴演奏的中心是各种类型的鼓（康加鼓、定音鼓、邦戈鼓、军鼓等），或者是使用了音高打击乐器，例如木琴、音块、钢片琴或铝板钟琴。有很多类型的乐器可以让我们根据音乐音响的不同特点来区分每一个病人。

以音乐为核心组织的活动　团体即兴演奏中的活动规则提供了一个音乐的方向，而这个活动规则又是由将要建立的音乐性质和风格所决定的。例如，给即兴演奏规定一个音乐的框架结构，从弱音量开始，逐渐增强到强音量，然后再减弱到原先弱的演奏或演唱；为即兴演奏建立一个调性或和声的中心（五声音阶的、调式的、无调性的）；由治疗师或病人发起一个音乐的乐思，然后让其在即兴演奏中得以发展。

产生音乐的媒介

治疗所借用的媒介取决于病人自己的选择，但是有时候也取决于治疗师的决定。这时候，治疗师要充分考虑与病人建立关系的最好途径是什么。在治疗的过程中,单独使用人声的对话可能对某些病人具有较大的威胁性,但对某些人来说也可能是非常自然的。如果病人选择演奏简单的打击乐器,治疗师则可能选择用同样的乐器来支持他们,但也可以考虑使用钢琴。使用录制的音乐或现场演奏的音乐的接受式音乐治疗,包括聆听一些音乐,这些音乐或由病人带来,或由治疗师带来,或者采取一些诸如在录制的音乐伴随下运动或舞蹈等活动式的技术。其他一些治疗性的媒介体,诸如声学震动治疗,让病人躺在一个包括大型扬声器在内的类似沙发或床的设备上,让他们感受伴随低频声音的声学物理震动。相反,音乐引导想象是让病人在特定的状态中聆听主要由古典音乐所组成的特定音乐组合,并进行联想。

音乐的风格

即兴演奏所采用的音乐可以是有调性的、无调性的、不谐和的或调式的,但是还可以有更多的风格模式,例如旋律即兴演奏、五声调式即兴演奏,或者西班牙和中东风格的即兴演奏。

控制的程度

在治疗中,病人可能会控制或引导演奏过程中所发生的音乐发展,但这也可能是由治疗师来控制或引导的。表8.2中所列出的类型范围很宽,从没有任何形式控制的自由即兴演奏,到几乎完全是在控制之中和指挥下的即兴演奏等。开始时的结构是由病人或者病人与治疗师共同确定的活动规则所决定的,他们会决定哪些音乐元素将在即兴演奏中得以运用。

用部分结构来决定全部结构,这是一个技术。在这里,治疗师和病人将决定如何开始演奏,而在他们的即兴演奏过程中间,他们还应当决定如何以及准备如何结束演奏。另外,还可以决定如何使用音乐元素,例如开始的时候具有稳定的律动,然后渐强至一个不稳定的速度和混乱的节奏结构。

在即兴演奏中,从部分引导到全部引导让病人或治疗师能够通过某种方式控制音乐的某些因素,从而引导对方的演奏。例如,我可能会给病人机会来决定他要求我在即兴演奏过程中的什么时候演奏,他可以通过触碰我、看看我或停止他的演奏的方式向我表示他要求我演奏了。

用指挥的方式进行控制包括让治疗师或病人用一些基本的信号或手势来指挥

团体如何演奏。例如，当他想要增强音量的时候，可以把胳膊举过头顶；当想要降低音量或使用柔和的声音时，则可以蹲下来并且双手做出一些小动作。这些方法在前面的热身部分已经介绍过了。

综合地使用这些因素可以形成下面的框架：

- 通过嗓音对话这种身体内部的媒介体形成自由的和无框架的即兴演奏；
- 用有音高的打击乐器，在五声音阶的调式上即兴演奏来表现一幅图画，于是便形成了一种部分结构性；
- 首先聆听一个有调性的音乐作品的录音，然后使用一个情绪的主题进行即兴演奏，作为对它的反馈。

我在表8.2中列举的那些想法以及对它们的解释仅仅是能够应用到音乐治疗技术中的众多技术的一部分。这些技术可以是观念层面上的，也可以是具体的音乐或互动结构中的。而你的选择完全取决于病人的需要、治疗所达到的阶段、治疗师的直觉或在演奏过程中发展起来音乐关系。

第三节 具体的、抽象的和情绪的主题

主题的模式基于这样一个观念：病人在与治疗师共同参与即兴演奏体验的过程中所创造的内容是治疗互动过程中的焦点。第七章所描述的内容主要是音乐的材料。然而，演奏规则除了包括可以作为病人即兴演奏焦点的发展性主题以外，也可以包括概念、物体、意象、情绪和思想，它们都可以被作为具体或抽象的主题。本章节提供了一些可以在个体即兴演奏和团体即兴演奏中使用的主题范例。我们在前面的章节中已经谈到了治疗师的影响作用，并把它视为治疗方法加以运用，后面我们将要简单地讨论在临床治疗场所中治疗关系的作用，并提供简单的案例。

在跟有语言能力的病人进行工作时，一种工作模式是对他们所面临的问题进行讨论，例如把疾病所导致的日常生活中的问题或困难作为治疗工作的焦点。这些问题和困难都可以成为即兴演奏的焦点，所以这些即兴演奏的"主题"有时候可以是一个具体的思想，也可以是一个抽象的概念，甚至是一个病人正在处理的情绪或情感。

根据多年在学习障碍这个领域的工作经验，我找到了一个全新的、比较适当的音乐治疗模式和一些具体的即兴演奏主题。在音乐的创造过程中，越是抽象的思想，病人就越需要具有理解其中的象征性或隐喻意义的能力。这对有学习障碍的病人来说确实并不容易。但是，一些比较具体的概念，诸如天气或与人的关系，是可以在演奏中比较直接地作为主题来使用的。

具体的主题可以包括平时容易观察和看到的，以及与病人有关或对他们有意义的物体。因此，图画、雕塑或电话、电视、灯具之类的日常用品都可以成为即兴演奏中的焦点和主题。环境中的形象也可以发展成即兴演奏的焦点，例如：

- 夜晚的树林；
- 海岸边的景象；
- 一次航海旅行；
- 湖泊和高山；
- 一个繁忙的城市；
- 一次聚会。

这类焦点不限于此，它们都可以作为病人所要解决的问题的隐喻，病人可以就此开展治疗工作。

一些更具有互动性、更具体的即兴演奏的主题可以在个体和团体的音乐治疗中以下述思路加以使用：

- 进行一次对话；
- 进行一次争论；
- 从一个安全的地方开始——走到一个危险的地方——回到安全的地方；
- 日出——清晨；
- 日落——黄昏；
- 开始一段旅程——造访一些人。

　　我们可以使用这些主题，但是还有很多主题可以从病人与治疗师的互动中产生，我们可以使用上述主题中所包含的音乐性和治疗性因素来建立一个即兴演奏。当我们在一个比较抽象的主题上进行工作的时候使用一些音乐元素来帮助建立结构是必要的。相反，当我们是在一个纯粹自发的或本能的层面上进行工作的时候，结构性是不需要的，而主题可能就是活动规则本身而已，这样才能让本能和新颖的音乐产生。

情绪和情感的即兴演奏

　　在音乐治疗中探索情感的议题是非常典型的。它们可能是情感的阻滞、过度情绪化的行为、缺少情感的行为，或者是与过往经历中未完成的情结有关的情感问题。因此，有时候把情绪和情感作为即兴演奏的主题也很有帮助。

　　在丹麦奥尔堡大学的音乐治疗硕士入学考试中，我们常常要求学生使用一些情绪、情感的主题材料进行即兴演奏。我们建议他们找到一个从一种情绪转换到另一种情绪的方式——创造一种"二部曲式"（从A到B）方式的即兴演奏。

　　下述主题可以被用来作为情绪、情感的即兴演奏：

- 从恐惧到自信；

- 从伤感到平静；

- 从挫折到坚定。

　　在病人的即兴演奏体验中表现出来的情绪和情感可以作为主题加以运用，我发现这一点在与孤独症和阿斯伯格综合征患者工作时特别重要。因为他们难以解读他人的面部表情，难以理解语音传达出来的情感，这给他们的社会功能以及识别他人情绪和心情的能力造成了严重的损害。后来我在自己的临床工作中探索如何帮助病人在音乐中识别情绪特质，并开始使用一些极端的音乐元素，例如用非常弱的音量、非常缓慢的速度、非常有限的音乐运动来表现悲伤；用非常快速、大声、兴奋的音乐元素来表现快乐和兴奋。

第四节　主题的即兴演奏、音乐形式、移情和反移情

本章最后的部分将简单地探究一下音乐形式中比较复杂的部分，以及它与自发的即兴演奏结构和治疗过程的关系是如何的。我们在有关音乐体验的部分已经讨论过治疗关系的发展问题了，现在我们要简短地回顾一下从音乐治疗师的视角如何看待治疗过程中移情和反移情的问题。首先要考虑，即兴演奏中音乐形式的影响、有可能自发出现的音乐结构或刻意所为的音乐结构，都可以在象征层面上反映出治疗关系的状态。

一个治疗结构可以是这样的：

1. 寻找一个主题；

2. 开始一个主题；

3. 对这个主题进行反应；

4. 发展一个主题；

5. 改变或延伸一个主题；

6. 概括一个主题；

7. 结束一个主题。

从音乐的分析角度来看，这个过程很类似交响乐的奏鸣曲式。我并不是说即兴演奏通常会自然而然地形成这种均等的二部曲式、三部曲式、奏鸣曲式、回旋曲式或者变奏曲式。但是我发现，把治疗过程中的各种形态纳入音乐的形式中去理解是很有好处的。音乐风格的发展，以及我们日常对音乐的理解和使用都明显地受到不同结构形式的音乐作品的影响。即兴演奏中的音乐创作其实也不可避免地受到我们的音乐文化背景、我们的喜好以及我们的音乐能力的影响。此外，音乐治疗师专业能力的基础有一半是建立在他们的音乐能力训练之上的，我们作为音乐家的音乐知识和能力将会大大加强音乐治疗师的音乐认同和职业认同。

一次单独的即兴演奏、一次治疗、一系列治疗，以及在一次或多次治疗中发展起来的治疗关系都可以在音乐的曲式结构和关系中得以理解和分析。在一个较

为简单的层面上，A—B或A—B—A的两部曲式或三部曲式提供了一个音乐和关系中的安全框架结构。回旋曲式（A—B—A—C—A—D—A—E—A）提供了一个创造性地离开主题然后又回到主题的机会。这时候，"主题"既是音乐的基础，也是治疗关系的基础。对于主题和变奏也是同样的道理，主题成为创造性的即兴演奏和探索的焦点。19世纪和20世纪初非常流行的音画诗和交响诗则提供了另一种模式：音乐（或关系）是从一个故事或图画中发展出来的。

让我们回到早期受到大众喜爱的奏鸣曲式或交响乐模式，它们可以被理解为在即兴演奏中的一次单独治疗，或整个疗程中治疗师和病人的治疗关系，甚至象征了在日常生活中我们交朋友的过程。表8.3展示了包括即兴演奏、关系、治疗关系和治疗过程的不同例子。

无论是治疗师还是病人都为了安全感而使用曲式结构，或无意识地建立起自己的界限，并通过音乐来建立起治疗关系的内涵，而移情和反移情的过程在任何阶段都可能出现（Wigram，1995a）。

表8.3　作为治疗中象征性的奏鸣曲式

过程	（慢板）引子	呈示部	展开部	再现部	结尾
一次简单的即兴演奏	探索乐器和嗓音；然后转入……	创造出一些乐思；与其他的一些乐思展开互动；然后转入……	尝试新的音乐展开方向；使用呈示部中的乐思，并加以发展；然后转入……	回到呈示部的乐思，特别是那些你喜欢的、效果不错的；然后转入……	找到一个结束音乐的方式；速度减慢；结束
交朋友	见面——开始比较谨慎；相互询问；相互审视；初步印象；然后转入……	寻找共同的兴趣；共同的思想；共同的体验；共同的理解；然后转入……	探索一些新方向；也许发现一些有分歧的地方；了解到对方的一些新特点；要分开吗？然后转入……	重新建立共同的思想，解决分歧，回到共同熟悉和喜爱的东西上；重归于好；然后转入……	在一个正在发展中的友谊关系中可能没有结尾

（续表）

过程	（慢板）引子	呈示部	展开部	再现部	结尾
治疗关系	见面——开始相识；建立治疗关系的基础；然后转入……	相互了解对方的特点；相互试探；建立规则、角色和界限；然后转入……	面对挑战；发现新的方面；体验矛盾冲突；需要新的角色吗？然后转入……	关系得到巩固和肯定；关系的价值得到体现，体验和理解关系发展的过程；进入结尾；然后转入……	关系的结束；考虑未来；结束治疗过程；告别
治疗过程	接诊；观察；探索；感受和思考；确定治疗需要的范围；然后转入……	针对问题开始工作；建立治疗的方向；治疗的第一阶段；然后转入……	针对一个新的方向进行工作；尝试新的思路；治疗的挑战；治疗的第二阶段；然后转入……	重新建立治疗的目标或方向；回到最早的问题或主题；巩固治疗的进展和进程；然后转入……	进入治疗的结束阶段；结束的议题；告别

移情

为了理解移情，我要引用朱丽叶·阿尔文（Alvin，1975；Bruscia，1987）和玛丽·布莱斯特勒（Priestley，1975，1994）的案例。她们是在音乐治疗工作中运用精神分析学派思想的先驱，并影响了几代音乐治疗师。阿尔文提出了一个概念：音乐治疗中主要的移情对象是音乐和乐器，而不是治疗师。因此，与其说病人把他们的情感投射到治疗师身上，不如说他们会使用乐器和声音来处理对自己生命中重要亲人的任何消极情绪。在这个概念中，治疗师可以让乐器成为病人的移情客体，他们所有的爱和恨、积极和消极的移情都可以装入一个音乐的"盒子"里。这种现象让我们可以思考他们的音乐是指向谁的。当治疗师对病人的音乐进行反应的时候，他实际上就进入了与病人的音乐关系之中，进而也进入了与病人的治疗关系之中。所以，这实际上是让治疗师促成了一个"三维关系"：治疗师、音乐和病人。阿尔文提出的这种理论避免让治疗师与病人的关系进入任何消极的移情关系，治疗师也不需要疏通病人与他人的所有矛盾，而是允许病人在音乐中建立自己生命中所需要的那些关系（Bruscia，1987）。

　　布鲁夏描述了玛丽·布莱斯特勒对移情的理解方式：移情是病人把治疗师作为一个解决自己在过去的关系中尚未完成的重要情结的客体。移情的特点包括重复过去的模式和对现实的扭曲。对治疗师的温情和爱的感情可以催化和促进治疗性改变，而潜在的愤怒造成的恨可以激发阻抗和退行，但是同时也是对来自过去或现在关系中的怨恨的疏通（Bruscia，1987）。

　　在主题即兴演奏中，我观察和体验到了这种积极和消极的移情，而且可以用音乐的现象加以合理的解释。由病人或学生主动演奏出来的主题对我来说相当具有挑战性。他们的和声可能是死板和僵化的，或者节奏是零乱和断断续续的。这两种音乐元素都可能成为一种移情的形式。在主题即兴演奏的展开部，病人或学生试图在音乐上接近我的方式与我们"主题的探险"体验相交织，都可以让人体验到一种强烈的积极的移情。

反移情

　　在讨论反移情的时候，我将特别地提到玛丽·布莱斯特勒和肯尼斯·布鲁夏的工作。布莱斯特勒解释反移情是一个治疗师在治疗情景中所携带的情绪、态度、动机、价值观、信念以及行为模式的过程。她确认了两种反应方式：第一种是治疗师对病人的移情产生的无意识反应；第二种是治疗师对病人的认同。在第二种情况下，治疗师对病人的无意识情感和内心客体产生认同，这样可以让治疗师进入病人隐藏的内部生命（Brusica，1987）。

　　在音乐即兴演奏中，布莱斯特勒运用共情的反移情技术，而她把这种技术描述为精神分析音乐治疗师的最重要工具之一。即兴演奏要求治疗师保持对自己情绪的调整，特别是对病人所表达出的内容所产生的情绪（Priestley，1975）。

　　布鲁夏界定了两种不同形式的反移情——

　　积极的反移情：治疗师可以关注到自己在治疗中的个人反应，并在治疗中使用它们以有益于病人的治疗；

消极的反移情：治疗师没有意识到自己在治疗中的个人反应，或者不愿意关注它们。

他还谈到同情的反移情：治疗师对病人产生认同，并在一定程度上体验到病人的体验。在这种情况下，双方在关系中都是主体，并共同关注某些目标。布鲁夏进一步提出了一些生理的、情绪的、行为的和音乐的反移情例子。具体地讲，音乐的反移情可以被理解为是一个"治疗师在治疗中以选择音乐或演奏音乐的方式来显示出他对病人的反应"的过程（Bruscia, 1994）。

潜意识的情绪情感在临床的即兴演奏中的影响是深远而重要的，但是我们对这个议题的探索非常有限。形成自己的临床能力，并最终成为临床专家的道路很漫长，而学习音乐技巧和治疗方法是这个职业旅程中的第一步。这样治疗师才能在治疗的过程中将能流畅地、信心满满地并灵活而机敏地使用这些方法，而且我们在前面章节中所介绍的音乐技能最终能够成为他的本能。但是每一个新的病人都是一个新的个体，带来新的个体需要。经验和能力并不能保证一个治疗师不面对阻抗的、消极的和有偏见的情绪，以及过度支持与其他不相适应的情感。这些都与个人的特质以及治疗师个人生活的过往历史和现在面对的事件有关，并且将会影响到治疗过程中即兴演奏的性质，它们的影响是广泛而不可避免的。处理这种强大影响的体验最为适当而专业的方式就是保持警觉，理解和洞察它们的产生、表现和价值。

第九章
即兴演奏音乐的两种分析和报告方法

导　语

　　上一章我们主要关注了如何分析音乐材料，包括已经创作出来的音乐作品和即兴演奏的片段。我在上一章里介绍的技术和方法已经提供了一些清晰的框架结构，以便使我们在音乐材料里较为容易地确定音乐中存在的结构、风格、动力性和意义。但是，即兴演奏的音乐通常是出于本能的，没有事先设计的音乐演奏的结果。因此，从本质上来讲，这些音乐"产品"都是不可预期的。我认为，想要分析所有形式的音乐，想尝试分析即兴演奏的音乐，都要首先回答两个关键问题：

- 我能够怎样描述这个音乐？
- 这个音乐的功能是什么？

　　这些问题听起来都把事情过于简单化了，但是实际上它们浓缩了很多其他需要我们面对的问题。问题一：对音乐材料做出尽可能好地描述意味着审视所有的音乐元素和变量，也包括表演者的风格以及情绪和音乐可能引发的联想。问题二：探索音乐的功能把我们引到了一个更加复杂的过程中，即分析各种治疗的变量，以及有关的音乐材料。治疗师和病人所共同演奏和分享的音乐或者病人独自演奏的音乐的结构、风格、参与和互动都是分析的聚焦点，从中我们可以得出与治疗过程中相关议题有关的结论或线索。

第一个问题的答案可以通过使用各种适当的音乐分析方法来获得一个全面而适当的描述。这样做的目的是给一段音乐以整体的、恰到好处的语言描述，让读者能够理解这段音乐听起来是什么样的。

第一节　以音乐为目的的音乐分析

丹尼斯·葛鲁克（Denise Erdonmez Grocke）博士在她关于音乐引导联想（guided imagery and music，简称GIM）的博士论文的研究中建立的音乐分析模式是一个非常好的方法。我参与了这个研究后半阶段的工作，这时候她发展出了一个音乐分析的模式，旨在寻找治疗过程中"关键时刻"即将出现之前的音乐结构信息。葛鲁克在她的研究中饶有兴趣地探索了一些在音乐中常见的现象，根据其研究被试的描述，这些现象能证实所谓"关键时刻"的存在，因此需要一个全面的音乐分析工具来找到四个音乐片段之中的相似之处和不同之处（Erdonmez Grocke，1999）。葛鲁克将邦妮（Bonny，GIM的创始人）所设计的音乐组合的相关音乐元素列表加以充分延伸，并形成了一个更加全面的音乐分析工具，其中包含了12个音乐元素的分类，外加3个与情绪、象征性以及联想的意义和表演有关的分类。最后总共形成了一个包含15个大类、63个子类的列表。

后来的验证显示，葛鲁克所发展出的这个工具足够全面和详细，满足了内容的有效性以及评价标准和结构的有效性。此外，这个研究过程的一部分就是要确定15个大类的 63个子类中存在的评估困难，或过于泛化和不够精确的问题。例如，音乐结构是否偏于简单或复杂，音程变化是常规的还是非常规的，乐器的音域以及音色的和谐程度——这些都是非常难以评价的，所以最终都被排除在这个分析工具之外。还有，在分析和验证这个工具的过程中，我们发现还有一些因素应该被包含进来。表9.1是根据这个研究发展而来的"音乐分析的结构模式（structural model for music analysis，简称SMMA）"修订版。

表9.1 音乐分析的结构模式（Erdonmez Grocke，1999）

1. 风格和曲式
1.1 作品的时代：例如巴洛克、古典、浪漫、印象主义；20世纪（从1910至今）
1.2 曲式：例如奏鸣曲式、A—B—A、主题与变奏、狂想曲式、赋格、音诗
1.3 结构：以简单结构为主导，还是以复杂结构为主导
2. 织体
2.1 持续厚重的、单薄的、有变化的
2.2 单声部的、多声部的、复调的
3. 节拍
3.1 节拍：2/4或4/4、3/4或5/4，等等
3.2 节拍的复杂性和变化性
3.3 静默、休止、暂停
4. 节奏特点
4.1 潜在的律动——持续的或不持续的
4.2 重要的节奏动机
4.3 重复的节奏动机
4.4 节奏的变化——可预期的或无法预期的
4.5 切分节奏
5. 速度
5.1 快、慢、中庸、快板，等等
5.2 速度变化、改变节拍、使用渐快或渐慢

6. 调性特点
6.1 在曲谱上标明的调性
6.2 调性结构、自然音阶、调式
6.3 大调或小调交替
6.4 半音音阶
6.5 转调的节点
7. 旋律
7.1 主要部分的主题（发展部或变奏中的第一主题、第二主题）
7.2 重要的旋律片段
7.3 旋律的结构：邻近的、级进的、跳进的
7.4 显著的音程关系（例如旋律八度下行）；音程：常规的或非常规的
7.5 线条：循环的、上行的、下行的
7.6 乐句的长度：对称的、短的、长的
7.7 乐器的音域范围
8. 装饰音、装饰性、表达性
8.1 对旋律的装饰
8.2 颤音、倚音
8.3 重音：强音、重音、断弓
8.4 拨奏或连奏
8.5 使用弱音器

（续表2）

9. 和声
9.1 以谐和为主导，或以不谐和为主导
9.2 谐和与不谐和交替
9.3 明显的和声进行
9.4 和声丰富
9.5 可预期的和声进行（例如：Ⅰ、Ⅵ、Ⅴ进行）
9.6 无法预期的和声进行
9.7 结尾：完全终止、变格终止、意外终止
10. 音色和乐器的品质
10.1 器乐独奏、器乐合奏、嗓音
10.2 独奏乐器、声乐伴随伴奏、管弦乐队、合唱、其他乐器
10.3 小团体：例如四重奏、乐器组合
10.4 管弦乐队中使用的乐器组合（如弦乐器、木管乐器、铜管乐器、打击乐器、竖琴）造成的乐队音色
10.5 多件乐器或乐器群之间的协奏
10.6 层次效果（增加或减少乐器声部）
11. 音量
11.1 以大音量为主导，或以小音量为主导：音量交替或音量渐变
11.2 音量的特殊效果：极弱、极强、突强
12. 强度
12.1 紧张或放松

12.2 渐强，推向高潮以及解决
12.3 和声或织体等因素中的紧张及其解决
12.4 解决的延迟或缺少解决
12.5 模棱两可的解决或无解决
13. 情绪
13.1 通过旋律、和声以及主要的乐器所表达出的主导情绪
13.2 呈现出的情绪、情感
14. 象征性或联想
14.1 与文化相关的特定联想，例如沃恩·威廉姆斯（Vaughan Williams）的"英语成语（English idioms）"
14.2 隐喻的联想
15. 表演
15.1 表演的质量（包括表演的技巧）
15.2 演绎的风格：艺术家的特点
15.3 情绪和情感的表达

　　别忘了，这个工具被用来分析GIM中使用的音乐，而GIM治疗中主要使用的是古典风格和交响乐队的音乐。因此，这些音乐通常是非常复杂的，例如在GIM的音乐组合中有很多都是浪漫主义晚期的作品。所以对"乐器的音域范围"的分析可能是无效的。葛鲁克在她的博士论文中将过于复杂的元素排除在了SMMA模式之外，但是对于形式比较简单的即兴演奏音乐而言，这些音乐元素却很可能对分析即兴演奏音乐有用。例如，可以审视一段即兴演奏并确定它是不是一个以

简单结构为主导的音乐，是常规的还是非常规的音程，使用了什么样的乐器音乐范围。所以我重新把这些内容以斜体字纳入了表9.1中。然而就目前来看，这个列表能够包括足够多的可用来分析一段即兴演奏音乐（基本上是对音乐的描述）的元素。

表9.1中最后的三个部分（13、14和15）更多地针对主观印象。表演状态作为一个类别似乎并不适用于作为对即兴演奏音乐结构分析的一部分，但是它又确实是有些病人在演奏时的一个"表演"因素。因此我们还是有必要为这个因素提供一个评价。葛鲁克博士自己在谈到表演的完整性、真实性和完美性的时候认为，对它的评估在任何情况下都是主观的，并与对听众的感染力有关。这些项目最后被排除在最终的SMMA版本之外。但是与病人即兴演奏音乐时表演的方式有关的音乐特质、风格分析以及情绪情感的表达被保留了下来，因为它们可能对即兴演奏音乐的评价有其自身的关联性。

对于理解这个分析工具来说，重要的是要认识到，这是一系列评价的标准，无论是整个标准还是其中的一部分，都可能被用来对全部或一部分即兴演奏音乐给予充分的描述。它不是一套标准化的精确工具，并没有必须遵守的程序或整套指导方针，葛鲁克也没有给我们一个让使用者遵循的准则。相反，它的功能只是一个框架，让我们确定音乐的性质和表现以及一些非音乐元素，从而能够全面而适当地描述音乐，并回答在分析音乐的时候首先面临的问题。

在结束这个部分之前，我要提供一些范例来说明在实践中如何利用这个工具来分析一个音乐作品片段。在这个范例中，我们分析了贝多芬的小提琴协奏曲中慢板第二乐章。葛鲁克使用SMMA，而我则进行查对，最后葛鲁克进行了浓缩和现象学的描述。

　　这一段音乐是为小提琴独奏而创作的，并建立在大调的基础上。音乐的结构简单，包括两个主题及其变奏。小提琴与管弦乐队之间、小提琴与单簧管之间、巴松和法国号之间进行了对话。小提琴独奏中高音区华丽的音符频繁地超越整个管弦乐队而形成装饰性效果。音乐的情绪是平静和安详的，但同时也是开阔的。作品的和声结构是谐和的，旋律线

与和声序列都是可预期的。作品中没有不可预期的进行，伴奏部分从头
至尾都是支持性的。弦乐器在伴奏部分采用了拨奏的演奏方式，与独奏
小提琴连绵的线条形成了鲜明的对比。在结尾部分小提琴独奏的音符漂
浮远去。（Erdonmez Grocke，1999）

我要提供另一个重要的以音乐为目的的音乐分析范例，这段音乐来自我的
早期研究——进行放松和研究低频音与安静音乐的治疗效果（Wigram，1996c；
Wigram and Dileo，1997）。我又进一步想要增加一个新的研究维度和工具。为了
选用和描述一些我们通常所说的放松音乐或刺激的音乐，我建立了一些对典型
的、通常让人们感到刺激和安静的音乐的衡量标准，以及评价音乐潜在可预期性
和稳定性的基本概念框架。表9.2就是一个试图界定音乐特点以及如何使用的列
表。这个表格同时还可以指导可以促进兴奋或放松的即兴演奏。

表9.2　刺激音乐和安静音乐中的可能元素（Potential in Stimulatory and Sedative
Music，PSSM，改编自 Wigram，2002b）

刺激音乐中的可能元素
● 无法预期的速度改变
● 音量、节奏、音色、音高与和声的无法预期或突然改变
● 音乐织体的完全改变
● 无法预期的不谐和出现
● 无法预期的重音出现
● 刺耳的音色
● 音乐中缺少结构和形式
● 突然地加速、减速、变强、变弱
● 音乐出乎意料地中断
安静音乐中的可能元素
● 稳定的速度

● 稳定的音量、节奏、音色、音高与和声，或逐渐地改变
● 持续的音乐织体
● 可预期的和声转调
● 适当的结尾
● 可预期的旋律线
● 音乐材料的反复
● 结构和形式
● 柔和的音色
● 重音较少

对比葛鲁克较为全面的SMMA，这是一个选择了特定的变量来回答较为狭窄的问题的工具。这里提出的问题不是关于我们如何描述音乐，而是关于音乐的风格是刺激的还是安静的问题。

SMMA和PSSM都是用来分析音乐的工具，但是它们也提供了创作音乐的框架。在发展临床即兴演奏技能的过程中，学习音乐治疗的学生和合格的治疗师将学习如何平衡而有效地使用这些音乐元素，使自己能够非常机敏而不露痕迹地参与到病人的音乐中，并有效地帮助他们。精神障碍患者的世界是混乱而分离的，他们需要稳定、安全、可预期的音乐；而另一些人，例如患有孤独症、学习障碍或神经性焦虑的病人，则需要发展应对不可预期的世界的能力，让他们在无法预期的音乐体验中发展他们的适应能力。所以那些可以决定接受式音乐治疗效果的音乐元素，也可以在有病人参与的音乐创作活动中扮演重要角色。

第二节　以治疗为目的的音乐分析

现在回到我在前面提到的第二个问题，当我们呈现音乐治疗评估的结果或一段时间音乐治疗的结果时，对在治疗过程中向病人呈现的音乐材料的记录和对音乐体验的分析都是与治疗的议题直接相关的。因此对音乐的功能分析和审视都是为了要建立病理学问题和治疗过程之间的联系。无论是从文献资料中，还是审视当前的临床实践，我们很少能看到"一般性"评估模式被发展出来，更不用说"标准化"的评估模式了。在音乐治疗中，评估和评价的等级表（或工具）都聚焦于各种音乐治疗的过程中，包括我们前面描述的纯粹的音乐分析（Eronmez Grocke，1999；Wigram，2002b）；音乐互动和动力关系（Pavlicevic，1995；Skewes，2001）；反应、关系和音乐交流（Nordoff and Robbins，1977）；诊断（Raijmackers，1993；Wigram，2002a）；心理学功能（Sikstrm and Skille，1995）；认知、感知觉、运动和视觉能力（Grant，1995）；声音－音乐简要表（DiFranco，1999）；以及即兴演奏音乐分析（Bruscia，1987），等等。

　　虽然这些评估等级表或标准通常依赖于主观看法——据我所知，目前没有对观察者信效度的检验——但是它们都是非常详细、经过了深思熟虑、在临床上非常适用于一些特定人群的。不过，除了鲁道夫－罗宾斯等级量表（Nordoff-Robbins Scales）之外，这些模式都没有得到系统而广泛地使用，但其实其中的一些参数的范围和细节还是很实用的。典型的情况是，治疗师们会从表9.3中选择一个或多个类型的数据在某一个评估模式框架中进行评价。在这里，"行为"这个术语是指所有类型的行为，包括肢体、情绪、认知、潜意识等，并包括从心理治疗、医学以及传统行为主义对人类行为的理解。

表9.3　评估和评价中的数据收集

音乐数据	音乐的内容或音乐的特点的例子
音乐的行为数据	病人行为的例子，不包括对音乐的描述
行为数据	在音乐治疗中一般性行为的特点
数据的分析	对病人音乐的和一般性行为的分析，音乐数据和行为数据的支持可有可无
数据的比较	对比病人在音乐治疗中的行为和其他环境中的行为

即兴演奏评估特征表（improvisation assessment profiles，简称IAPs；Bruscia，1987）是一个特别聚焦在某些音乐元素上，以分析病人在其中有变化或无变化情况为主的评估程序。这是我认为迄今为止最为全面、最具有针对性的解释音乐功能的工具。尽管事实上IAPs于很多年前便在文献中出现了，但是现在使用这个评估方法的报告还是很有限，也许是因为它是一个复杂的、非常细节化而全面的分析方法。

在整套IAPs中，布鲁夏界定了6个特定的可以分析的特征（porfile）[1]：自主性、变化性、整合性、显著性、紧张性以及和谐性。每一个特征都提供了即兴演奏分析的标准，而所有这些标准形成了5个连续的从一个极端到另一个极端的梯度或水平（Bruscia，1987）。

为了在音乐材料的分析中经济而有效地使用这些特征，我认为很有必要遵照布鲁夏所提供的使用IAPs的建议和指导。这个分析过程中非常重要而关键的部分是首先对将要被分析的大量音乐材料进行减缩，然后选择一个适当的特征加以使用。IAPs在临床上的操作使用方式已经发展为定量的分析和定性的分析两种。我按照自己对这个评估工具的使用方式来解释这个方法：一方面描述我所选择的做法，另一方面也介绍布鲁夏在分析中使用参数的方式。

在布鲁夏所描述的六个分析特征中，我在分析患有交流障碍儿童的音乐材料的时候最常用的两个特征是自主性和变化性（Wigram，1999b，c；2000a；2001），所以我将使用这两个特征来解释我是怎样在音乐分析中使用这个方法的。如果你想全面地了解布鲁夏关于IAPs的原文著作，请看《音乐治疗的即兴演奏模式》（*Improvisational Models of Music Therapy*；Bruscia，1987）。表9.4和表9.5对自主性和变化性特征和等级进行了介绍。

"自主性特征是指即兴演奏者之间形成的角色关系类型。特征中的等级表述了音乐中的每一种因素和组成部分是被用来引领他人的，还是被用来跟随他人的程度的"。（Bruscia，1987）

1　指一个音乐分析的视角。——译者注

"变化性特征是指音乐连续的状态是如何被组织和结合在一起的。特征中的等级表述了音乐中的每一种因素和组成部分是保持不变还是发生变化的"。(Bruscia,1987)

表9.4　IAP 自主性特征

1 = 依赖者
2 = 跟随者
3 = 同伴
4 = 领导者
5 = 抗拒者
——节奏背景
——节奏形象
——调性和旋律
——和声
——织体
——乐句
——音量
——音色
——标题或歌词

表9.5　IAP 变化性特征

1= 死板的
2= 稳定的
3= 变化的
4= 对比的
5= 随意的
——速度
——节拍或细分部分
——节奏形象
——旋律形象
——调性背景
——和声
——风格
——结构：整体
——结构：角色
——结构：音域
——结构：布局
——乐句
——音量
——音色
——歌词

在临床工作中，我发现这两个特征在孤独症儿童和一些有广泛性智力发展障碍的儿童中有不同的使用价值。自主性特征帮助我们近距离地观察人与人之间所发生的情况，特别是判断一个孩子是否已经可以和我一起进行工作，包括他们能否分享、轮换以及成为我的同伴；是习惯于抗拒引导，还是非常依赖和依恋他人。变化性特征可以在音乐的自身内部关系和外部关系水平上显示孩子的创造性能力，或者证实儿童在演奏时的死板或重复特点，而这些能够支持孤独症的诊断。

应用的操作

为了能够以一种经济而有效的方式使用这些特征来对音乐材料进行分析，我们首先需要学习布鲁夏为我们提供的IAPs的使用指南和建议。关键是要减缩需要分析的音乐材料的数量，直至只留下直接相关的核心材料，然后选择IAPs中的适当方法开始分析工作。

1. 考虑一下你的分析焦点是音乐的外部关系（inter-musical）还是音乐的内部关系（intra-musical），或者是二者同时。
2. 选择与治疗的目标或评估中涉及问题相关的特征。
3. 对将要分析的治疗过程进行全程回顾，选择其中最有可能获得相关有价值信息的部分或即兴演奏材料进行分析（Bruscia，1987）。

为了有助于我的诊断性评估工作，我在以上的基础上增加了一些标准并进一步减少了分析的数量，以便获得一些相关的关键信息，通过这些信息我可以进一步分析并评价在音乐中发生了什么。

1. 基于从转介病历中获得的信息了解患儿问题行为的特点，并回顾患儿在治疗中表现出来的音乐行为和演奏情况。之后，我选择与分析内容最为相关的某些特定的音乐元素。我觉得这些等级过于详细和冗长，所以只选择其中一些项目可能会更好，例如节奏、音量和乐句可能是对分析最有价值的。
2. 我使用了一个被称为事件与图表（event-charting）的系统：在观看录像或聆听录音的时候，我根据特征的梯度标准找出那些可以被归类的音乐现象。我据此引申出一个公式来进行分析（见表9.6）。

　　我通常会选择治疗过程中的两三个部分以供分析，然后选择我所希望聚焦的等级的因素，把它们填写到两个特征中的每个等级梯度里。观看我从录像中选择出来准备分析的部分2～3次，然后我会在空格里填上我所观察到的音乐事件发生的次数，速度变化的次数。布鲁夏在他对音乐材料类型的描述中提供了非常丰富的资源，都包括在了他所描述的自主性和变化性的五个不同水平里（Bruscia，1987）。

使用即兴演奏评估特征进行以事件为基础的分析

　　目的：使用特定的特征和音乐等级对即兴演奏中的音乐事件（event）[1]进行界定。

分析程序

步骤1：　选择即兴演奏中的一小部分进行分析。

步骤2：　根据治疗师—病人关系的性质和治疗焦点或病人音乐的性质，决定使用哪一个特征。

步骤3：　再次观看或聆听你从整个即兴演奏中选择出的这个部分，决定要对哪些音乐变量进行观测（最多不超过三个）。

步骤4：　选择从一个变量开始，再次观看录像。

步骤5：　事件：当特定事件在即兴演奏中出现的时候即暂停，在上面表格空格中做一个标记，也就是说，如果病人改变了速度，治疗师就要跟随之，然后病人在新的速度上保持了一会儿，你就可以在下面表格的空格中写道：自主性——"领导者"；节奏背景或变化性——"变化或对比的速度"。

步骤6：　当任何清晰的主导动机或主题出现的时候，在空格的底部记录下来以备后面写报告的时候引用。

步骤7：　当你完成了一个变量之后，选择第二个变量，再次分析音乐的事件

1　指音乐中出现的状况。——译者注

（重复步骤4—6）。

步骤8：　把事件出现的次数相加，然后在表格中填入总分。

步骤9：　根据治疗的目标来分析这一部分即兴演奏音乐的分数。

步骤10：　如果还要应用其他的特征，重复步骤3—9。

表9.6　以事件为基础分析原始分数表

姓名：_____　　　日期：_____

特征：_____

	梯度1	梯度2	梯度3	梯度4	梯度5
音乐元素					

　　表9.6是一个原始数据表格，我使用了所选择特征的梯度和从布鲁夏的等级表中选择的音乐元素。我记录每一段音乐中所发生的事件。根据音乐和治疗的情况，事件本身可以发生频率和时间长度来界定。在很多情况下，由于即兴演奏的音乐具有复杂性和多层次性，所以很难界定事件发生的时间长度。例如，你可以发现当一个病人（或治疗师）改变了速度，而且另一方是否跟随其后；但是在有一些其他相关的或不相关的事件同时出现的情况下，就很难判断新的速度保持稳定的时间长度。因此，出于某些分析的目的，仅仅记录事件发生的次数就足够了。接下来的数据收集和结果总数可以转入另一个表格，于是就可以纵览所发生的情况了。表9.7是从我过去发表的一个案例中摘取的数据（Wigram, 1999b）。

表9.7　一位患有语言发育迟滞的5岁男孩的 IAPs 总结
（Bruscia，1987；Wigram 改写，1996）

病人姓名：巴利　　　　　　　　　　　日期：＿＿＿＿＿＿＿＿＿

分析：

第一部分：钢琴＋鼓

第二部分：钢琴＋铝板琴

第三部分：钢琴四手联弹

自主性				变化性			
依赖	一	二	三	死板的	一	二	三
节奏背景	2	—	—	速度	—	—	—
旋律	3			旋律	—	—	—
音色	—			音色	—	—	—
跟随				**稳定的**			
节奏背景	12	3	2	速度	7	3	1
旋律	6	—		旋律	5	2	
音色	2	—	1	音色	2	7	
同伴				**变化的**			
节奏背景	3	2	2	速度	8	5	3
旋律	1	1	3	旋律	6	3	2
音色	1	—		音色	8	1	5
领导				**对比的**			
节奏背景	4	7	3	速度	3	2	2
旋律	1	4		旋律	1	1	3
音色	1	—	—	音色	8	1	5
对抗				**随意的**			
节奏背景	—	—	4	速度	—	—	1
旋律	—	—	—	旋律	—	—	—
音色	—	—	2	音色	—	—	—

表9.8　一位患典型孤独症的11岁男孩的 IAPs 总结

病人姓名：丹尼尔　　　　　　　　　　　　　日期：＿＿＿＿＿＿＿＿＿

分析：

第一部分：开始＋鼓

第二部分：吉他，钢琴，铙钹

第三部分：嗓音＋麦克风

自主性				变化性			
依赖	一	二	三	死板的	一	二	三
节奏背景	—	—	—	速度	12	7	—
节奏形象	—	—	—	节奏形象	8	7	—
音色	—	—	—	音色	3		
跟随				稳定的			
节奏背景	3	—	—	速度	—	—	2
节奏形象	—	—	—	节奏形象	—	—	3
音色	—	—	—	音色	—	—	2
同伴				变化的			
节奏背景	2	3	5	速度	2	—	—
节奏形象	1	—	—	节奏形象	1	—	—
音色	—	—	—	音色	—	—	3
领导				对比的			
节奏背景	2	1	1	速度	—	—	—
节奏形象	1	—	—	节奏形象	—	—	—
音色	—	—	—	音色	—	—	—
对抗				随意的			
节奏背景	9	4	1	速度	—	—	—
节奏形象	7	3	1	节奏形象	—	—	—
音色	10	7	2	音色	2	—	—

表9.7中的数据提供了音乐互动的证据，在音乐的领导性的数值中，我们可以看出音乐具有独立性，且并不死板。因此，这个分析支持了认为患者有明显的语言发育迟滞但不是孤独症的诊断。表9.8中的事件给了我们一个非常不同的画面，对于患儿的音乐行为事件的记录足以支持有关孤独症的诊断结论，特别是死板的演奏行为、在演奏中缺乏参与行为、缺乏与他人分享和轮流的行为。这些都是属于"阻抗"范畴中用事件的数量来支持诊断的证据（Wigram，2000a）。

第三节　使用即兴演奏评估特征的统计分析问题

最后，让我们思考一下在音乐的即兴演奏功能分析中进行数据分析的可能性问题。我迄今为止都在功能性地、定量化地使用IAPs，包括在音乐即兴演奏中用数字记录事件的数量，并把数字归入事先确定好的范畴中（Wigram，1999b，1999c，2000a）。例如，为了确定我特别想要观察的、与自主性有关的音乐标志物——速度的变化，我计算了在病人和治疗师共同参与的即兴演奏中，速度变化的次数，以及是什么引起了这个变化。相对而言，我们比较容易判断是什么引起了速度的改变，是独立开始的改变，还是跟随别人的改变而改变；以及确定一个事件在自主性特征的梯度上处于什么位置。这个事件与同一范畴中的其他事件（速度、节奏背景）一起提供的数据可以初步作为描述统计来使用。描述统计与推断统计在本质上非常不同，它是为总结体验而建立的。我们在人群的取样过程中就可以看到二者的不同（Robson1985；Rowntree，1991；West，1992）。在德克尔（Decuir）最早开始建议使用描述统计的方法来确定一个人群或一个样本的变量的时候，大家最初还不清楚它是什么（Wheeler，1995）。按照德克尔后来的介绍，推断统计是让研究者"以从某个人群选出的一个样本为基础，超越对它的描述来推断或估计这个人群的特点"；而描述统计可以用来对IAPs中获得的数据进行定量的分析，它可以是清晰的"集中趋势测量"（包括平均数、众数、中数以及标准差），以及一定程度的相关系数。

频度数据，诸如事件的次数（正如前面介绍的），就很适合用描述统计的方法分析，而且可以从一个单独的案例分析中得出适当的结论。无论是IAPs的梯度还是等级都不能通过比率或间距来记录数据，因此如果你是在一个等级上的等距点基础上计算数据的，是不能使用参数统计方法的。但是，非参数的测验则可以使用。非参数统计的价值就在于并不精确地计算数据之间的数字差异并以此进行统计学计算，而是仅考虑特定的数值是否高于或低于其他数值，并有效地对数据进行顺序排列，例如使用威氏符号秩序检验、曼惠二氏 U 检验、弗里德曼检验或克鲁斯凯-沃利斯检验（参数对应：相关 t 检验，无相关 t 检验、单因素方差分析相关或单因素方差分析无相关）。这里有众多的统计学测验可在数据分布不均匀的时候用于顺序等级上，对事件的数据进行分析和对比（Greene and D'Olivera，1989）。

卡方检验是一种不同的分析方式，它可以建立起范畴和统计学检验。IAPs 中的梯度可以被视为一种范畴，而音乐元素则可以被视为一系列次一级的范畴，即节奏背景的跟随者、节奏背景的引领者、对比的乐句、僵化的乐句等。通常，卡方检验适用于当数据是象征性的，以及把样本分配到一个或数个范畴里的情况。对 IAPs 来说，音乐事件可以像前面的例子一样，被分配到一些范畴里，于是你就可以尝试找到这些范畴之间是否有一些显著的差别。卡方检验通过计算来对比一些你观察到的事件发生的频度数据（被填入不同的范畴，即空格中的数字）与你期待中的每个范畴中的频度数字是否有所不同。如果有所不同，这个差别是否像无效假设所表述的那样，是由于偶然概率造成的。在这里，重要的是我们应该注意，在每一个范畴（空格）中，事件或样本的数量不低于 20。IAPs 中的梯度是象征性的数据，但是仍然可以被视为属于描述、反应和互动范畴，因此也可以供这种类型的统计学进行分析。

IAPs 对进行定性的分析而言也是一个高度精密的描述工具。布鲁夏（Brusia，1987）介绍说，他们把它作为一个教学工具来广泛地应用，而我之所以愿意强调这一情况是因为它非常有助于学生在出于本能甚至是冲动的情况下，急于得出心理学结论，及在进行诠释之前学习如何聆听，然后在音乐层面上进行分析。布鲁夏始终强调，聆听即兴演奏音乐中究竟发生了什么非常重要。他建议在使用 IAPs 的时候，应该从有显著性的特征开始。显著性特征能帮助我们确定哪些音乐元素是最重要的，哪一个对其他的因素施加了最多的影响，并可以被用来进行音乐内部和音乐之间事件的分析。我认为，当知道你想要什么的时候，你并不需要从最显著的音乐元素开始——但是如果你是以更加开放的聆听方式开始，那么显著性的特征就是一个正确的出发点。我的观点是，IAPs显然是一个适用于很多不同的应用、分析方法和诠释方法的框架，重要的是这个模式应该有更系统的发展并在世界范围内得到广泛的使用。

小结

　　无论是结构化的音乐还是自由的即兴演奏音乐都为分析提供了复杂的数据资源，即兴演奏评估特征的临床使用可以有效地确定与治疗议题有关的音乐事件，并对创造性和音乐互动进行分析。对音乐材料的分析可以为在特定音乐元素中出现的事件提供具体证据，确定与治疗方向、过程和与疗效有关的重要现象。为了支持和确认我们对病人的音乐能力或创造性直觉的理解，进行这种分析是非常必要的。

第四节　总结

　　即兴演奏为我们的分析提供了一个非常丰富的音乐资源。一个人在特定的情境中可能无法同时使用前面所介绍的两个分析模式，然而这取决于我们所面临的一个议题：音乐的描述和功能。正如我所建议的，使用IAPs进行分析的可能深度提示我们，这个工具可以回答这两个问题。不过，SMMA是一个简短而有效的分析工具，它包括对几乎所有音乐状态的描述，而不需要进一步使用更多细节。

　　到结束这本书的时候了。从第三章所介绍的最简单的关于一个音符的即兴演奏，到第九章所讨论的对于即兴演奏中多重音乐元素的复杂分析，至此，我们的旅行即将结束。如果让我说希望这本书起到了什么作用，我希望它能够引领人们（包括音乐家、治疗师和病人）充分体验即兴演奏带来的愉悦和乐趣。正因为有这种愉悦感，在我教授即兴演奏的时候，我会用较多的时间让学生放松，注意聆听，让他们提高对自己所演奏音乐的感受和期待，而且要喜爱和培育这些音乐。我们对自己人生不满意的时候远远多于满意的时候。人类有一种确有价值但有时也具有破坏性的自我批评的天性，即使在我们创造、发现和享乐的时候也会看到最糟糕的一面，并寻求批评。为了让我们在即兴演奏的时候能够为自己感到骄傲并乐在其中，我们必须接受或忽视不完美。那些发现即兴演奏非常具有挑战性的音乐家往往都是经验丰富而受过古典音乐教育的音乐家，这也许是因为他们常常被作为作曲家和演奏家的角色所拖累，被自己成为完美和理想的音乐自我的渴望所禁锢。冲破这个牢笼！找到自己的音乐！创造，探索，并乐在其中吧！

参 考 文 献

Alvin, J. (1975) *Music Therapy. Revised edition.* London: John Claire Books.

Bonde, L. O., Pedersen, N. I. and Wigram, T. (2001) *Nar ord ikke slaar til: En Haandbog i Musikterapiens Teori og Praksis i Danmark.* Aarhus: Klim.

Bruscia, K. (1987) *Improvisational Models of Music Therapy.* Springfield: Charles C. Thomas Publications.

Bruscia, K. (1994) 'Transference and counter-transference.' Unpublished lecture notes in Aalborg University, Department of Music Therapy.

Codding, P. (2000) 'Music Therapy Literature and Clinical Applications for Blind and Severely Visually Impaired Persons: 1940–2000.' In American Association of Music Therapy (2000) *Effectiveness of Music Therapy Procedures: Documentation of Research and Clinical Practice.* Silver Spring, Maryland: AMTA Inc. Publications.

Codding, P. (2002) 'A Comprehensive Survey of Music Therapists Practicing in Correctional Psychiatry: Demographics, Conditions of Employment, Service Provision, Assessment, Therapeutic Objectives and Related Values of the Therapist.' *Music Therapy Perspectives 20,* 56–69.

Collins Softback English Dictionary (1993) London: HarperCollins Publishers.

Di Franco, G. (1999) 'Music and Autism. Vocal Improvisation as Containment of Stereotypes.' In T. Wigram and J. De Backer (eds) *Music Therapy Applications in Developmental Disability, Paediatrics and Neurology.* London: Jessica Kingsley Publishers.

Edgerton, C. (1994) 'The Effect of Improvisational Music Therapy on the Communicative Behaviours of Autistic Children.' *Journal of Music Therapy 31,* 1, 31–62.

Erdonmez Grocke, D. E. (1999) 'A Phenomenological Study of Pivotal Moments in Guided Imagery and Music (GIM) Therapy.' University of Melbourne. *Dissertation Abstracts International* #9982778. Also published on CD-ROM III (2001) and CD-ROM IV (2002) University of Witten-Herdecke.

Grant, R. (1995) 'Music Therapy Assessment for Developmentally Disabled Adults.' In T. Wigram, B. Saperston and R. West (eds) *The Art and Science of Music Therapy: A Handbook.* London: Harwood Academic Publishers.

Greene, J. and D'Olivera, M. (1989) *Learning to Use Statistical Tests in Psychology.* Philadelphia: Open University Press.

Hevner, K. (1936) 'Experimental Studies of the Elements of Expression in Music.' *American Journal of Psychology 48,* 246–268.

Jarrett, K. (1997) 'How I Create.' *UNTE Reader,* July–August, 104.

Milano, D. (1984) 'Jazz Pianist and Psychiatrist Denny Zeitlin on the Psychology of Improvisation.' *Keyboard,* Oct. 25, 30–35.

Nettl, B. (1974) 'Thoughts on Improvisation – a Comparative Approach.' *Musical Quarterly,* January 1–19.

Nordoff, P. and Robbins, C. (1977) *Creative Music Therapy.* New York: Harper and Row Publishers.

Pavlicevic, M. (1995) 'Interpersonal Processes in Clinical Improvisation: Towards a Subjectively Objective Systematic Definition.' In T. Wigram, B. Saperston and R. West (eds) *The Art and Science of Music Therapy: a Handbook*. London: Harwood Academic Publishers.

Pavlicevic, M. (1997) *Music Therapy in Context: Music, Meaning and Relationship*. London: Jessica Kingsley Publishers.

Pedersen, I. N. (2002) 'Music Therapy with Psychiatric Clients.' In T. Wigram, I. Nygaard Pedersen and L. O. Bonde (eds) *A Comprehensive Guide to Music Therapy: Theory, Clinical Practice, Research and Training*. London: Jessica Kingsley Publishers.

Pressing, J. (1988) 'Improvisation: Methods and Models.' In J. A. Sloboda (ed) *Generative Processes in Music*. Oxford: Clarendon Press.

Priestley, M. (1975) *Music Therapy in Action*. London: Constable.

Priestley, M. (1994) *Essays on Analytical Music Therapy*. Gilsum, NH: Barcelona Publishers.

Raijmaekers, J. (1993) 'Music Therapy's Role in the Diagnosis of Psycho-geriatric Patients in the Hague.' In M. Heal and T. Wigram (eds) *Music Therapy in Health and Education*. London: Jessica Kingsley Publishers.

Robbins, C. and Robbins, C. (eds)(1998) *Healing Heritage: Paul Nordoff Exploring the Tonal Language of Music*. Gilsum, NH: Barcelona Publishers.

Robson, C. (1985) *Experiment, Design and Statistics in Psychology*. London: Pelican Books.

Rowntree, D. (1991) *Statistics without Tears*. London: Penguin Books.

Ruud, E. (1998) *Music Therapy: Improvisation, Communication and Culture*. Gilsum, NH: Barcelona Publishers.

Schwartz, D. (1998) 'The Search for Magic: Teaching Music Improvisation.' Unpublished master's thesis: University of East Anglia.

Sikström, M. and Skille, O. (1995) 'The Skille Musical Function Test as a Tool in the Assessment of Psychological Function and Individual Potential.' In T. Wigram, B. Saperston and R. West (eds) *The Art and Science of Music Therapy: A Handbook*. London: Harwood Academic Publishers.

Skewes, K. (2001) 'Examining the Experience of Group Music Therapy with Bereaved Adolescents: A Phenomenological Study.' PhD thesis, Melbourne University, Australia.

Staum, M. J. (2000) 'Music for Physical Rehabilitation: An Analysis of the Literature from 1950–1999 and Applications for Rehabilitation Settings.' In American Association of Music Therapy (2000) *Effectiveness of Music Therapy Procedures: Documentation of Research and Clinical Practice*. Silver Spring, Maryland: AMTA Inc. Publications.

West, R. (1992) *Computing for Psychologists. Statistical Analysis using SPSS and MINITAB*. London and Toronto: Harwood Academic Publishers.

Wheeler, B. (ed) (1995) *Music Therapy Research: Quantitive and Qualitative Perspectives*. Phoenixville, Philadelphia: Barcelona Publishers.

Wigram T. (1995a) 'Improvisazione tematica: Transfert e controtransfert positivo e negativo.' In G. Di Franco and R. de Michele (eds) *Musicoterapia in Italia: Scuola handicap salute mentale*. Naples: Casa Editrice Idelsen. (Thematic Improvisation: Positive and Negative Transference and Counter-transference in the Music Therapy Process. Paper for the Italian National Congress of Music Therapy, 1994, Naples.)

Wigram, T. (1995b) 'Musicoterapia: Estructura y flexibilidad en el proceso de musicoterapia.' In P. del Campo (ed) *La musica como proceso humano*. Salamanca: Amaru Ediciones.

Wigram, T. (1996a) '"Becoming Clients": Role Playing Clients as a Technique in the Training of Advanced Level Music Therapy Students.' Paper to the 3rd European Music Therapy Conference, Aalborg, Denmark. In L. O. Bonde and I. N. Pedersen (eds) *Music Therapy Within Multi-Disciplinary Teams*. Aalborg: Aalborg University Press.

Wigram, T. (1996b) 'From Theory to Practice: Role Playing Clients as an Experiential Technique to Develop Music Therapy Skills with Advanced Level Music Therapy Students.' Paper to the 8th World Conference of Music Therapy, Hamburg, 1996 (awaiting publication).

Wigram T. (1996c) 'The Effect of Vibroacoustic Therapy on Clinical and Non-Clinical Populations.' PhD thesis, St George's Medical School, University of London. In D. Aldridge and J. Fachner (eds) *Info CD-ROM IV.* Herdecke: University of Witten Herdecke.

Wigram, T. (1999a) 'Lectures and Workshops in Developing Clinical Piano Improvisation Skills.' Music Therapy Department, Aalborg University. Unpublished communication.

Wigram, T. (1999b) 'Assessment Methods in Music Therapy: A Humanistic or Natural Science Framework?' *Nordisk Tidsskrift for Musikterapi 8,* 1, 6–24.

Wigram, T. (1999c) 'Variability and Autonomy in Music Therapy Interaction: Evidence for the Diagnosis and Therapeutic Intervention for Children with Autism and Asperger Syndrome.' In R. Pratt and D. Erdonmez Grocke (eds) *MusicMedicine 3: MusicMedicine and Music Therapy: Expanding Horizons.* Melbourne: Faculty of Music, University of Melbourne.

Wigram, T. (2000a) 'A Method of Music Therapy Assessment for the Diagnosis of Autistic and Communication Disordered Children.' *Music Therapy Perspectivess 18,* 1.

Wigram, T. (2000b) 'Lectures and Workshops in Developing Clinical Piano Improvisation Skills.' Music Therapy Department, Aalborg University. Unpublished communication.

Wigram, T. (2001) 'Lectures and Workshops to the Efetruddalses 2 aar undervising for Cand. Mag i Musikterapi. Developing Clinical Piano Improvisation Skills.' Music Therapy Department, Aalborg University. Unpublished communication.

Wigram, T. (2002a) 'Indications in Music Therapy: Evidence from Assessment that can identify the Expectations of Music Therapy as a Treatment for Autistic Spectrum Disorder (ASD): Meeting the Challenge of Evidence Based Practice.' *British Journal of Music Therapy 16,* 1.

Wigram, T. (2002b) 'Physiological Reponses to Music.' In T. Wigram, I. Nygaard Pedersen and L. O. Bonde (eds) *A Comprehensive Guide to Music Therapy: Theory, Clinical Practice, Research and Training.* London: Jessica Kingsley Publishers.

Wigram, T. and De Backer, J. (1999a) *Clinical Applications of Music Therapy in Developmental Disability, Paediatrics and Neurology.* London: Jessica Kingsley Publishers.

Wigram, T. and De Backer, J. (1999b) *Clinical Applications of Music Therapy in Psychiatry.* London: Jessica Kingsley Publishers.

Wigram, T. and Bonde, L. O. (2002) 'Musical Skills in Music Therapy.' In T. Wigram, I. Nygaard Pedersen and L. O. Bonde (eds) *A Comprehensive Guide to Music Therapy: Theory, Clinical Practice, Research and Training.* London: Jessica Kingsley Publishers.

Wigram, T., De Backer, J. and Van Camp, J. (1999) 'Music Therapy Training: A process to develop the musical and therapeutic identity of the music therapist.' In T. Wigram and J. De Backer (eds) *Clinical Applications of Music Therapy in Developmental Disablity, Paediatrics and Neurology.* London: Jessica Kingsley Publishers.

Wigram, T. and Dileo, C. (1997) *Music, Vibration and Health.* Pipersville, PA: Jeffrey Books.

Wigram, T., Nygaard Pedersen, I. and Bonde, L.O. (2002) *A Comprehensive Guide to Music Therapy: Theory, Clinical Practice, Research and Training.* London: Jessica Kingsley Publishers.